Dilfuzahon Mamarasulova

Morbilidade do cancro e organização dos cuidados oncológicos

Dilfuzahon Mamarasulova

Morbilidade do cancro e organização dos cuidados oncológicos

Monografia

ScienciaScripts

Imprint

Any brand names and product names mentioned in this book are subject to trademark, brand or patent protection and are trademarks or registered trademarks of their respective holders. The use of brand names, product names, common names, trade names, product descriptions etc. even without a particular marking in this work is in no way to be construed to mean that such names may be regarded as unrestricted in respect of trademark and brand protection legislation and could thus be used by anyone.

Cover image: www.ingimage.com

This book is a translation from the original published under ISBN 978-620-8-00988-5.

Publisher:
Sciencia Scripts
is a trademark of
Dodo Books Indian Ocean Ltd. and OmniScriptum S.R.L publishing group

120 High Road, East Finchley, London, N2 9ED, United Kingdom
Str. Armeneasca 28/1, office 1, Chisinau MD-2012, Republic of Moldova, Europe
Printed at: see last page
ISBN: 978-620-8-19187-0

ESTADO DO ANDIJÃO

ESCOLA MÉDICA

MAMARASULOVA DILFUZAKHON ZAKIRZHANOVNA

UDC 614.2:616-006

MONOGRAFIA.

MORBILIDADE DO CANCRO E ORGANIZAÇÃO DOS CUIDADOS ONCOLÓGICOS

Andijan - 2024

ÍNDICE DE CONTEÚDOS

LISTA DE ABREVIATURAS

CI5   Рак на пяти континентах

БД   База данных

ВОЗ   Всемирная организация здравоохранения

ВОП   Врач общей практики

ДИ   Доверительный интервал

ЗН   Злокачественные новообразования

ЛПУ   Лечебно-профилактическое учреждение

МАИР   Международное агентство по изучению рака

МАРР   Международная ассоциация раковых регистров

МЗ   Министерство Здравоохранения

МКБ   Международная классификация болезней

ПКР   Популяционный канцер-регистр

РСНПМЦОиР   Республиканский специализированный научно
                    практический медицинский центр онкологии и радиол

РУзб   Республика Узбекистан

p   Уровень значимости

INTRODUÇÃO

Atualmente, verifica-se um aumento da incidência de neoplasias malignas (MN) em todo o mundo, bem como na República do Uzbequistão (RUzb). Assim, de acordo com os dados do relatório estatístico estadual na República do Uzbequistão em 2021, 25.578 novos casos de MN foram detectados. Nos últimos 5 anos, o número de novos casos detectados aumentou 12,5%. A incidência de MN por 100.000 habitantes em RUzb atingiu 74,0, o que é 14,2% maior do que há 5 anos. Simultaneamente, as doenças da mama, gástricas e do colo do útero ocuparam o primeiro lugar na estrutura geral da morbilidade por NM nos últimos anos.

Segundo o Centro Internacional de Investigação do Cancro (IARC), os tumores malignos são uma doença comum com uma taxa de mortalidade relativamente elevada em todo o mundo. As projecções do IARC e da Organização Mundial de Saúde (OMS) disponíveis no sítio Web Cancer Today 2020 revelam diferenças significativas nas taxas de incidência entre países. Nos países da região europeia, as taxas de incidência variam entre 148,1 por 100 000 habitantes (Albânia) e 372,8 (Irlanda) (taxas normalizadas, Standard World). Nos países asiáticos, as taxas variam entre 80,9 (Nepal) e 285,1 (Japão) por 100.000 habitantes. O continente norte-americano regista taxas de incidência mais elevadas do que a região europeia, tanto nos EUA (362,2) como no Canadá (348,0). De acordo com as projecções da IARC-OMS, o Uzbequistão tem uma taxa de incidência de 108,1 por 100 000 habitantes em 2020, superior à do Tajiquistão (89,7 por 100 000 habitantes), mas inferior à do Afeganistão (108,8), Paquistão (110,4), Turquemenistão (128,8), Quirguizistão (130,6) e Cazaquistão (166,9).

Atualmente, no Usbequistão, existe um défice de informação qualitativa e fiável sobre a morbilidade e a mortalidade por doença. Os formulários estatísticos estatais fornecem informações rápidas, mas insuficientemente especificadas e completas, sobre a morbilidade da população usbeque. O formulário n.º 7 "Informação sobre doenças com neoplasias malignas" inclui uma lista limitada de localizações e apenas uma repartição etária de 5 anos. O formulário n.º 35 "Informações sobre os doentes com neoplasias malignas" também apresenta algumas deficiências, tais como uma lista de localizações ainda mais limitada do que a do formulário n.º 7, a falta de dados sobre o sexo e a idade dos doentes e dados truncados sobre o tratamento especial. Em ambos os formulários, a contabilização das neoplasias tumorais in situ e dos NM primários-múltiplos é insuficiente. Neste contexto, o aumento da fiabilidade da informação obtida a partir dos registos médicos requer medidas urgentes. Uma das formas de resolver este problema é melhorar o nível de organização do serviço oncológico através da introdução de um registo oncológico de base populacional.

A publicação Cancer Incidence in Five Continents (CI5) é o principal indicador para avaliar a qualidade dos registos de cancro que fornecem informações fiáveis e de elevada qualidade sobre os novos casos de NM diagnosticados. Entre os países vizinhos e os países da CEI, apenas 4 registos da Federação Russa (Arkhangelsk, Karelia, Samara, Chelyabinsk), a República da Bielorrússia e a Ucrânia fornecem informações a esta publicação.

Este trabalho de investigação serve, na sua maior parte, para cumprir as tarefas incluídas no Decreto Presidencial PP-2866 "Sobre medidas para um maior desenvolvimento dos cuidados oncológicos para a população da República do Uzbequistão para 2017-2021" de 04.04.2017 e PP-5130 de 27.05.2021 "Sobre a melhoria do sistema de prestação de serviços hematológicos e oncológicos à população".

Correspondência da investigação com as direcções prioritárias de desenvolvimento da ciência e das tecnologias da República.

Este estudo foi realizado de acordo com as direcções prioritárias de desenvolvimento da ciência e tecnologia da República do Uzbequistão - VI "Medicina e farmacologia".

Extensão do estudo do problema.

O registo do NM é uma parte importante do serviço oncológico e da organização do controlo do cancro em qualquer país do mundo. Não é possível planear e desenvolver os serviços oncológicos sem recorrer a dados fiáveis do registo oncológico. Uma caraterística distintiva do registo oncológico é a disponibilidade de dados personalizados, ou seja, informações pormenorizadas sobre cada doente com NM. As informações provenientes do registo oncológico podem ser utilizadas para planear o financiamento dos serviços de oncologia: compra de equipamento, medicamentos quimioterapêuticos/dirigidos, pessoal, justificação do número de camas de oncologia nas filiais do centro.

É de salientar que existem dois tipos de registos: os registos hospitalares e os registos da população.

Os registos hospitalares armazenam informações sobre todos os doentes com MN tratados ou diagnosticados num determinado estabelecimento de saúde. Um registo hospitalar de cancro está principalmente orientado para fins administrativos e para melhorar a qualidade dos cuidados prestados aos doentes num determinado hospital.

Os registos de cancro de base populacional recolhem informações sobre todos os novos casos de NM que ocorrem numa população definida numa área geográfica. Os dados para um registo de cancro de base populacional são recolhidos sistematicamente de várias fontes, incluindo hospitais, certidões de óbito e serviços laboratoriais. Os dados dos registos de cancro de base populacional constituem a base para estimar a prevalência dos MN e as suas tendências ao longo do tempo. Estes dados são cruciais para o planeamento e a avaliação dos programas de controlo do cancro numa população definida. É este o seu principal objetivo e determina a sua importância na organização dos serviços oncológicos e na investigação epidemiológica e científica. A criação de um registo de cancro de base populacional não só ajudará a organizar actividades de combate ao cancro melhores e mais orientadas, como também melhorará a qualidade e a oportunidade do tratamento especializado prestado, permitirá que as pessoas apresentem os seus trabalhos de investigação científica para publicação em revistas internacionais de prestígio, participarão em conferências e congressos internacionais de alto nível, o que aumentará o prestígio do país no panorama científico mundial.

É de salientar que, de acordo com a OMS e o IARC, existem atualmente mais de 700 registos no mundo, com diferentes níveis de cobertura da população, nível de qualidade dos dados e velocidade de desenvolvimento. Os principais estudos sobre a qualidade dos dados recolhidos pelos registos de cancro são realizados pelo IARC (França), IARR (Japão), Associação Europeia de Registos de Cancro - ENCR (Itália), Associação de Registos de Cancro dos Países do Norte da Europa - ANCR (Dinamarca), Instituto Nacional do Cancro dos EUA (SEER) e outros.

Relação da investigação da tese com os planos de trabalhos de investigação da instituição de ensino superior onde a tese foi realizada. Este estudo foi realizado com base na bolsa de investigação aplicada do Centro Médico Científico e Prático Especializado Republicano de Oncologia e Radiologia da RUzb no âmbito do projeto FZ -202010191 (2022-2024) "Desenvolvimento de um produto de software digital para avaliação complexa do estado oncoepidemiológico".

Objetivo do estudo

Desenvolvimento de uma metodologia para um registo de cancro de base populacional na República do Uzbequistão.

Objectivos do estudo

Análise da organização dos cuidados oncológicos para doentes com MN e dos principais indicadores estatísticos na República do Uzbequistão.

Criação de uma base de dados populacional de pacientes de EM primário para identificar erros e equívocos no registo de casos.

Formação da metodologia, lista de codificadores e livros de referência necessários para o trabalho do registo da população.

Identificação de blocos de indicadores estatísticos necessários para avaliar o estado do serviço oncológico e a qualidade dos cuidados médicos especializados.

Objeto do estudo. Metodologia de registo de neoplasias malignas, lista de variáveis obrigatórias para o preenchimento das fichas de registo.

Objeto do estudo. Formas de contabilização e de comunicação da documentação médica dos pacientes primários com MN, recomendações internacionais sobre o registo e a contabilização da MN.

Métodos de investigação. No trabalho de tese foi utilizado um método de investigação retrospetivo. Os principais indicadores estatísticos utilizados nas estatísticas oncológicas foram calculados de acordo com os métodos geralmente aceites. O tratamento dos materiais obtidos foi efectuado através dos programas Excel, IBM SPSS Statistics 23. A base de dados foi criada no programa Access.

Novidade científica do estudo

Ficou provado que uma análise detalhada do serviço oncológico baseada no cálculo de indicadores aproximados, intensivos, normalizados e específicos por idade permite otimizar o trabalho do serviço oncológico em todas as fases dos cuidados médicos especializados.

Ficou provado que a identificação de erros típicos no estadiamento do estádio clínico, TNM e grupo clínico durante o registo de doentes com cancro com base na base populacional criada permite avaliar a qualidade do registo de doentes com neoplasias malignas e desenvolver programas para melhorar a qualidade dos cuidados médicos especializados e do tratamento de doentes com cancro.

Foi comprovado que, pela primeira vez, os aspectos metodológicos do registo oncológico da população, incluindo 4 livros de referência internacionais e 11 codificadores locais necessários para o funcionamento adequado do registo oncológico da população, permitem normalizar a codificação e o estadiamento das doenças oncológicas para determinar as tácticas corretas e a individualização do tratamento.

Ficou provado que o primeiro conjunto desenvolvido de indicadores estatísticos agrupados por módulos - indicadores de morbilidade primária da TS, indicadores de mortalidade por TS, indicadores de organização do registo do dispensário, indicadores de organização do trabalho de tratamento, indicadores de diagnósticos atempados, indicadores de qualidade dos exames preventivos da população e dos programas de rastreio, indicadores de avaliação dos resultados distantes do tratamento, permite avaliar o estado dos cuidados oncológicos, a qualidade dos serviços prestados à população, bem como desenvolver os seguintes indicadores

Resultados práticos do estudo

A avaliação do serviço de oncologia no Usbequistão revelou deficiências na organização e no planeamento das medidas de luta contra o cancro, cuja eliminação permite melhorar a qualidade dos serviços médicos.

A análise da base populacional criada permitiu revelar erros típicos no registo de pacientes primários com MN a nível territorial, cuja eliminação permite melhorar a qualidade do tratamento dos pacientes.

Para o sistema de registo de cancro de base populacional, foram desenvolvidos 11 codificadores a nível local e foram adaptadas 4 referências internacionais (CID-10, CID-O-3, TNM, estádios clínicos).

Foi desenvolvido um conjunto de indicadores estatísticos, cuja utilização permite melhorar a qualidade da investigação epidemiológica, da organização do serviço oncológico e dos serviços médicos prestados à população.

Fiabilidade dos resultados obtidos. O trabalho de dissertação foi realizado de acordo com os requisitos da investigação médica e biológica, com base numa quantidade suficiente de literatura analisada (incluindo os requisitos internacionais para o registo de casos de NM e a criação de um registo de cancro da população), documentação médica primária com a utilização de métodos modernos de processamento estatístico dos resultados obtidos.

Importância científica e prática dos resultados da investigação

A importância científica dos resultados do estudo reside na criação de dados fiáveis para melhorar a qualidade da população científica e da investigação clínica e permitir otimizar, individualizar e melhorar a qualidade do tratamento dos doentes com neoplasias malignas.

O significado prático do trabalho de dissertação reside na criação de uma metodologia para o registo de casos de NM de acordo com as normas internacionais (IARC-OMS), necessária para o funcionamento do registo de cancro de base populacional na República do Usbequistão.

Aplicação dos resultados da investigação

Com base nos resultados científicos obtidos, melhorar os aspectos metodológicos do registo de cancro da população na República do Usbequistão:

Foram aprovadas recomendações metodológicas: "Metodologia para o cálculo de indicadores estatísticos básicos em oncologia", desenvolvida com base nos resultados da investigação científica sobre a implementação da metodologia de registo de cancro da população na República do Uzbequistão (certificado do Ministério da Saúde da República do Uzbequistão № 8 n-r/767 de 14.09.2021). Como resultado, a qualidade do tratamento prestado aos pacientes com neoplasias malignas melhorou através da monitorização do diagnóstico precoce e do rastreio a nível da população e da avaliação precoce dos factores de risco.

Os resultados da investigação científica para melhorar a metodologia do registo de cancro da população na República do Uzbequistão foram implementados na prática dos ramos regionais de Samarkand e Fergana do RSNPMCRC (certificado do Ministério da Saúde da República do Uzbequistão № 8 n-z/320 de 06.10.2021g). Os resultados obtidos do estudo são introduzidos na prática da saúde pública através da melhoria da metodologia de registo do cancro da população na República do Uzbequistão, formação de indicadores oncostatisticos agrupados em 7 blocos principais, tais como indicadores de morbilidade primária de neoplasias malignas, indicadores de mortalidade por neoplasias malignas, indicadores de organização do registo do dispensário, indicadores de organização do trabalho de tratamento, indicadores de diagnóstico atempado, indicadores de qualidade do tratamento, indicadores de qualidade dos cuidados médicos, indicadores de tratamento de doentes com neoplasias malignas, indicadores de tratamento de neoplasias malignas.

CAPÍTULO I . RELEVÂNCIA DA CRIAÇÃO DE UM REGISTO DE CANCRO DE BASE POPULACIONAL (REVISÃO DA LITERATURA)

O registo correto e completo de todas as neoplasias malignas (NM) é a base para o funcionamento do serviço oncológico e para a formação de medidas anticancerígenas em qualquer país [28, 54]. Com base na experiência mundial em oncologia, deve notar-se que o registo correto dos casos detectados de NM é a base sobre a qual se constrói o complexo de medidas para organizar a luta contra o cancro [54]. Nenhuma das medidas anti-cancro em funcionamento e criadas será eficaz sem a obtenção e análise atempadas de dados qualitativos e fiáveis sobre a morbilidade da população com NM, a avaliação da eficácia dos métodos de tratamento aplicados com base no estudo dos seus resultados a longo prazo (análise da taxa de sobrevivência dos doentes com cancro), a letalidade, a mortalidade e uma série de outros indicadores auxiliares [1, 54].

§ 1.1 História do registo do cancro

A descrição mais antiga de tumores malignos encontra-se no papiro egípcio de Edwin Smith, que descreve o cancro da mama e afirma que não existem métodos de tratamento para esta doença (Fig. 1.1) [11, 16].

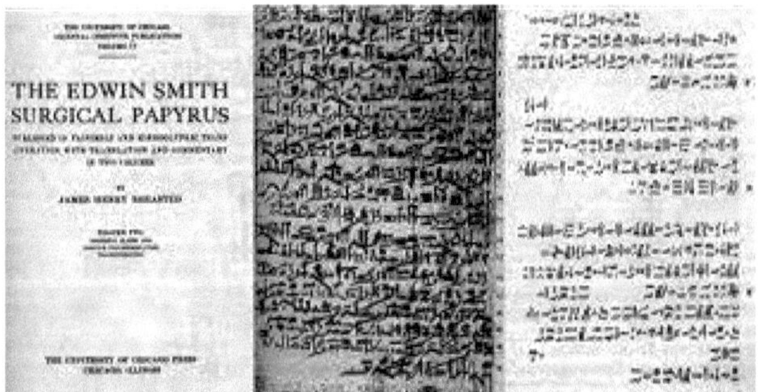

Figura 1.1 O papiro egípcio de Edwin Smith

Hipócrates distinguiu entre tumores benignos e malignos e também deu o primeiro nome oficial à doença - caranguejo, cancro (do grego).

Muitos médicos e filósofos antigos não só descreveram casos da doença nas suas obras, como também apresentaram teorias sobre a origem do MN (doenças linfáticas, líquido negro, traumatismo) [11].

Apesar de os MN serem conhecidos há muito tempo, a ciência da oncologia em si é uma ciência jovem, que se desenvolveu plenamente na segunda metade do século XX. O esclarecimento das causas da doença, o desenvolvimento de novos métodos de tratamento, o diagnóstico de NM em fases precoces e pré-cancerosas são as principais tarefas que se colocam à oncologia moderna. O cumprimento destas tarefas é impossível sem a organização de um registo correto dos casos e a realização de investigação científica com base nos mesmos, de acordo com os princípios da medicina baseada em provas [8, 26].

A primeira tentativa de registo de casos de cancro foi feita em Londres em 1728, tendo sido considerada infrutífera, uma vez que não foi possível gerar dados estatísticos sobre a incidência de NM. Em 1900, foi feita uma tentativa na Alemanha para registar todos os casos de NM. O método de registo da NM consistiu no envio de questionários em papel a médicos de todo o país. Um relatório sobre este questionário referia que apenas metade dos questionários preenchidos eram devolvidos. Um método semelhante de registo da MN foi repetido de 1902 a 1908 nos Países Baixos, Espanha, Portugal, Hungria, Suécia, Dinamarca e Islândia. Este método também não foi bem sucedido [73].

Devido aos resultados insatisfatórios dos estudos acima referidos, Wood sugeriu em 1930, nos EUA, que era necessário o registo obrigatório de todos os casos de MN. Mais tarde, foi iniciado em Massachusetts um projeto-piloto de registo obrigatório da NM. Devido a uma cobertura incompleta (cerca de um terço), este estudo também foi considerado infrutífero [5, 58].

O registo contínuo de doentes com MN começou em Mecklenburg em 1937, a fim de obter informações estatísticas sobre a incidência do cancro. Este foi, de facto, o primeiro passo na recolha de informações personalizadas sobre os doentes com MN e permitiu, pela primeira vez, excluir registos repetidos e determinar os resultados do estudo. O mecanismo de registo consistia no preenchimento de cartões de registo (formulários) e no envio desses documentos para o serviço de estatística para verificação e introdução no arquivo. Este sistema de registo da MN funcionou bastante bem, como o demonstra a taxa de morbilidade: de 1937 a 1938, cerca de 200 novos casos por 100.000 habitantes [5, 58].

Mais ou menos na mesma altura, foram feitas tentativas nos Estados Unidos para recolher dados sobre a incidência de NM [5, 58]. De 1937 a 1938, foram recolhidas informações sobre a incidência, a mortalidade e a prevalência de NM em 10 áreas metropolitanas. Este estudo nacional foi repetido de 1947 a 1948 e de 1969 a 1971. No entanto, o destino dos doentes incluídos nestes estudos era desconhecido [5, 58, 104, 97].

O registo de cancro "mais antigo" é o de Hamburgo. Em 1926, foi criado um registo de cancro com financiamento de uma organização médica privada. A partir de 1929, este registo passou a ter um estatuto oficial [50, 91, 92, 93, 94]. Para o sistema de registo de MN, foi utilizado um método ativo, ou seja: várias enfermeiras recolheram informações sobre novos casos de MN nos centros de saúde de Hamburgo, com um determinado intervalo de tempo. Esta informação era depois enviada para o departamento central de saúde, onde se efectuava uma reconciliação semanal com as certidões de óbito [5, 58, 72, 104].

Em 1935, foi criado um centro de investigação do cancro nos Estados Unidos (Connecticut), que começou a registar casos de NM ao nível da população. O principal objetivo do centro era analisar os casos notificados de NM, incluindo a prevenção, o diagnóstico, o tratamento e a mortalidade. O Registo de Cancro da População de Connecticut começou a ser realizado em todo o estado em 1941, registando retrospetivamente os casos de NM desde 1935. Outros estados dos Estados Unidos e do Canadá criaram então registos de cancro no início da década de 1940 [5, 58, 104, 97].

Na Dinamarca, foi criado um registo de cancro em 1942, sob os auspícios da Sociedade Dinamarquesa do Cancro, e é um dos primeiros registos de cancro a nível da população. As informações sobre as doenças de MN eram recolhidas de forma passiva. O objetivo do registo do cancro era recolher informações para o acompanhamento dos doentes, gerar dados estatísticos fiáveis sobre a morbilidade e a mortalidade, a fim de avaliar os resultados do diagnóstico e do tratamento, e para estudos epidemiológicos [5, 58, 61, 104]. Desde meados da década de 1940, foram lançados registos de cancro em vários países, tais como: Inglaterra, Jugoslávia, Noruega, Hungria, Finlândia e Islândia [5,58].

Na URSS, as primeiras tentativas para registar os MN e analisar a informação datam do início do século XX, após a criação da Sociedade Unida para o Controlo das Doenças Oncológicas em 1908. A Sociedade Unida para o Controlo das Doenças Oncológicas foi criada em 1908. É de salientar que só em 1953 é que o sistema de registo dos casos primários de NM foi finalmente criado na URSS e consagrado na legislação. O Ministério da Saúde da URSS também desenvolveu e aprovou formulários de registo e notificação e princípios básicos de registo de casos de NM, que ainda são utilizados nos países pós-soviéticos [22, 24]. Nos mesmos anos, em paralelo com outras repúblicas da URSS, o sistema de registo das IST estava a desenvolver-se no Usbequistão.

Talvez o impulso mais importante para a divulgação do conceito e dos fundamentos de um registo oncológico tenha sido uma conferência realizada em Copenhaga em 1946, iniciada pelo Dr. Klemmesen e pelo diretor do Registo Oncológico Dinamarquês (5, 58, 89, 96). Foi recomendada a criação de registos de cancro a nível mundial com o apoio da Organização Mundial de Saúde (OMS). Foram também definidos os princípios básicos do registo de MN:

1.   A informação sobre os doentes com cancro deve ser recolhida no maior número possível de países;

2.   Os dados sobre os doentes com cancro devem ser comparáveis com os de outros países;

3.   Cada país deve ter um registo central do cancro para organizar a recolha de informações;

4.   Deveria existir uma organização internacional responsável pelo controlo da recolha de informações e pela produção de estatísticas de cada país.

Quatro anos mais tarde, a OMS criou um comité para o registo e tratamento estatístico do cancro, que elaborou recomendações para a criação de registos de cancro [97]. No Simpósio Internacional sobre Epidemiologia e Demografia do Cancro, organizado pela União Internacional contra o Cancro em 1950, foi decidido criar um centro especializado para estudar o peso do cancro. Já em 1965, a Agência Internacional de Investigação sobre o Cancro (IARC) foi criada como um centro especializado para a investigação do cancro com o apoio da OMS. Posteriormente, em 1966, foi criada em Tóquio a Associação Internacional de Registos de Cancro (IARR). A IARR é uma associação de registos de cancro que recolhe e analisa dados sobre a incidência do cancro e também analisa os resultados do tratamento de doentes com cancro [5, 22, 24, 58, 96].

O primeiro relatório (Volume 1) do IARC e do MARR, Cancer on Five Continents, foi elaborado em 1966 e, desde então, as informações têm sido compiladas num relatório de 5 em 5 anos. O Volume 12[51] está atualmente a ser preparado para publicação. Cancer on Five Continents é uma fonte inestimável de informação sobre a propagação global do MN e o Volume XI é mais abrangente do que nunca, fornecendo dados normalizados de alta qualidade sobre os cancros diagnosticados entre 2008 e 2012 [69].

Assim, a evolução histórica do registo do cancro pode ser claramente traçada. Graças a estas actividades, a incidência do cancro, a mortalidade, a prevalência e as taxas de sobrevivência podem agora ser analisadas em profundidade e comparadas entre países de todo o mundo [62, 69].

§ 1.2 Organização dos serviços de oncologia em diferentes países do mundo e na República do Usbequistão

Cada país tem o seu próprio sistema de saúde, que determina as condições e os procedimentos para a prestação de cuidados médicos altamente qualificados.

Por exemplo, a Austrália dispunha de uma rede de organizações reunidas na Cancer Network, mas esta não cobria todo o país, especialmente as zonas rurais e remotas. A fim de melhorar a acessibilidade dos cuidados médicos, foi planeada a criação de uma rede de instalações oncológicas através da modernização e renovação das instalações existentes. Atualmente, a organização dos cuidados oncológicos no país compreende três níveis, com um total de 24 centros oncológicos especializados:

Cuidados primários, sob a forma de prestadores de cuidados de saúde envolvidos no rastreio

Centros ou hospitais de oncologia a nível regional. Os centros regionais oferecem tratamentos e diagnósticos altamente qualificados, uma vez que existe uma ligação direta com os centros principais (metropolitanos).

Clínicas ou centros de oncologia ligados a universidades. Estes centros oferecem principalmente métodos de diagnóstico e tratamento dispendiosos, bem como actividades de investigação e formação.

Desde 1990, foi criada a assistência especializada e consultiva aos doentes através da telemedicina, o que melhorou significativamente a qualidade dos serviços médicos em centros regionais remotos de cancro. A Austrália também estabeleceu um sistema de transferência de doentes através de subsídios governamentais para cobrir os custos de deslocação e alojamento [33, 87].

Por sua vez, o National Cancer Institute (NCI) foi criado nos EUA em 1937. Já em 1971, graças ao NCI, foi criado um programa nacional de luta contra o cancro. O NCI está empenhado na organização e no apoio à investigação científica, avalia novos métodos de tratamento do cancro para a sua posterior inclusão na prática e também presta apoio à construção e reconstrução de instituições oncológicas. É de salientar que, nos EUA, quase todos os serviços médicos são pagos e a maioria dos centros médicos é privada [60].

O sistema de organização dos cuidados médicos na Alemanha é o melhor dos países europeus. De acordo com a lei alemã, a atividade de todas as instituições médicas, incluindo os centros de oncologia, é avaliada pelo controlo de qualidade dos serviços médicos sob a supervisão rigorosa de uma comissão especial. Nesta base, quase todos os centros médicos na Alemanha prestam cuidados altamente qualificados e estão equipados com equipamento moderno [70].

Os cuidados de saúde no Canadá são subsidiados pelo fundo de seguro do Estado. Também é possível adquirir serviços adicionais (seguro privado) para cuidados dentários, cuidados de enfermagem e outros. No Canadá, quase como no Uzbequistão, um médico de família (GP) trabalha no centro de cuidados primários. O médico de família trata da apresentação inicial dos doentes com MN. O doente é depois encaminhado para um centro regional de oncologia para um diagnóstico e tratamento mais aprofundados. Se for necessário um tratamento altamente qualificado, o doente é encaminhado para a clínica de oncologia (principal) da capital (100).

A Polónia tem um sistema de seguro de saúde obrigatório, graças ao qual o sistema de cuidados oncológicos é gratuito. O principal centro de cancro na Polónia é o Instituto de Oncologia Marie Skłodowska-Curie, que está sob o controlo do Ministério da Saúde. Além disso, quase todas as regiões têm hospitais oncológicos, centros de internamento e departamentos, mas nem todos são capazes de fornecer uma gama completa de cuidados médicos altamente qualificados. É de salientar que um número significativo de serviços médicos, incluindo o diagnóstico e o tratamento, é prestado em centros médicos privados [56].

Por sua vez, a organização do serviço de oncologia na RUzb baseava-se nos princípios dos cuidados de saúde soviéticos, incluindo: trabalho unificado e planeado do serviço de oncologia; cuidados gratuitos, universalmente acessíveis e qualificados; orientação preventiva (cuidados do tipo dispensário).

É de salientar que a rede oncológica da União Soviética era representada por 249 dispensários oncológicos e mais de 3.500 gabinetes oncológicos. O principal elo da rede oncológica eram os dispensários, que estavam organizados em centros regionais, oblast e republicanos, bem como em algumas grandes cidades. Os dispensários eram centros organizacionais e metodológicos nos seus territórios de serviço. As clínicas oncológicas nas policlínicas distritais/cidades eram também um elo importante nos cuidados oncológicos prestados à população.

Em 1958, o primeiro Instituto de Investigação de Oncologia e Radiologia foi criado em Tashkent por iniciativa de Djura Majidovich

Abdurasulov. Em 2000, o Instituto de Investigação de Oncologia e Radiologia foi transferido da Academia das Ciências do Usbequistão para o Ministério da Saúde (MS) e passou a designar-se Centro Republicano de Investigação do Cancro. Em 2017, de acordo com o Decreto Presidencial n.º 2866 de 04.04.2017, o centro passou a designar-se Centro Médico Republicano Especializado Científico e Prático de Oncologia e Radiologia (RSNPMCRC), e os dispensários regionais de oncologia e o dispensário de oncologia da cidade de Tashkent passaram a ser filiais do RSNPMCRC. Um documento importante para o serviço de oncologia é o Decreto Presidencial n.º 5130 de 37.05.2021. RUzb "Sobre a melhoria do sistema de prestação de serviços hematológicos e oncológicos à população". Este documento serve de base para um maior desenvolvimento do sistema de serviços oncológicos no país e para a melhoria dos cuidados oncológicos especializados para a população [29, 30].

Até à data, o serviço de oncologia da República do Usbequistão representa um sistema de 4 níveis, incluindo:

1 - nível - Ministério da Saúde da RUzb;

Nível 2 - nível - RSNPMCRC, que é um centro organizacional e metodológico em oncologia;

Nível 3 - sucursais regionais de oncologia do RCHNPMCRC (13 sucursais), bem como a sucursal da cidade de Tashkent do RCHNPMCRC e a sucursal do RCHNPMCRC da República de Karakalpakstan;

Nível 4 - oncologistas distritais em associações médicas distritais/cidades (RMOs/GMOs).

As subdivisões estruturais de nível 3 são as principais instituições médicas especializadas, terapêuticas e preventivas, envolvidas na organização e prestação de cuidados oncológicos à população de um determinado território. A RSNPMCRC, por sua vez, é a instituição oncológica de referência na República (Fig. 1.2) [29, 30, 34, 35].

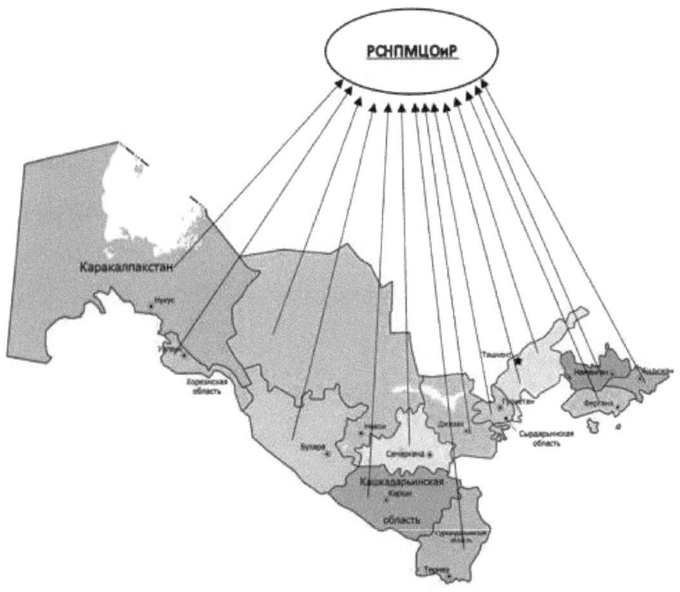

Fig.1.2 Serviço de oncologia da República do Usbequistão (níveis 2 e 3)

Um elo importante nos cuidados oncológicos para a população são os gabinetes de oncologia, criados na estrutura das policlínicas distritais. Um oncologista distrital deve coordenar o seu trabalho em conjunto com o ramo de oncologia, prestar assistência metodológica na organização de actividades de combate ao cancro, incluindo a educação para a saúde na área do gabinete de oncologia.

Quando um doente se dirige a um oncologista de distrito, o médico efectua um primeiro exame, encaminha o doente para os exames necessários e, em caso de suspeita de patologia oncológica, encaminha o doente para a secção regional de oncologia da RSNPMCRC, onde é efectuado um exame aprofundado. Se for detectada uma doença cancerígena, é preenchida uma notificação de doença recentemente detectada, que é enviada no prazo de três dias ao RMO/GMO do local de residência do doente.

Os cuidados oncológicos especializados são prestados na sucursal de acordo com as "Normas de diagnóstico e tratamento de doentes oncológicos" aprovadas pelo Ministério da Saúde da República do Uzbequistão. Para um tratamento especializado de alta tecnologia, que não está disponível na sucursal do RCHNPMCRC, o doente recebe um mandado de tratamento no RCHNPMCRC [37].

Após o exame e o tratamento do doente internado, o médico assistente deve preencher os seguintes formulários: um extrato do processo clínico de um doente internado com NM e, se necessário, um protocolo no caso de o doente ser diagnosticado com uma forma avançada de NM; um aviso de NM pela primeira vez. Todos estes documentos são enviados por correio para a RMO/GMO do local de residência onde estão registados os doentes oncológicos. Além disso, após o tratamento na RSNPMCRC ou na sua sucursal, o doente é encaminhado para o oncologista distrital. Por sua vez, o oncologista distrital regista o doente, aconselha-o, se necessário, preenche um cartão de controlo do doente oncológico, que é conservado para toda a vida, e, posteriormente, faz o acompanhamento no dispensário [29, 30].

Um trabalho bem organizado e uma aplicação rigorosa das medidas destinadas a melhorar os cuidados oncológicos da população podem reduzir a mortalidade por cancro e a negligência, melhorar a sobrevivência e a qualidade de vida dos doentes com cancro.

§ 1.3 Situação do cancro no mundo e na República do Usbequistão

Nos últimos anos, registou-se um aumento da incidência de MN na maioria dos países do mundo, incluindo a República do Uzbequistão. Assim, de acordo com os dados estatísticos estaduais, 21.976 novos casos de MN foram detectados no RUzb em 2020. Nos últimos 10 anos, o número de casos detectados pela primeira vez aumentou 15,6%. Os cancros da mama, gástrico e do colo do útero mantêm as posições de liderança na estrutura global da morbilidade por cancro [34, 35].

As projecções da IARC da OMS disponíveis no sítio Web do Cancer Today Global Cancer Observatory-IARC-2020 revelam diferenças significativas nas taxas de incidência em todo o mundo. Nos países da Região Europeia, as taxas de incidência variam entre 148,1 por 100 000 habitantes (Albânia) e 372,8 (Irlanda) (taxas normalizadas, Mundo). Nos países asiáticos, as taxas de incidência variam entre 80,9 (Nepal) e 285,1 (Japão) por 100.000 habitantes. O continente norte-americano tem taxas de incidência mais elevadas (EUA (362,2) e Canadá (348,0)) do que a região europeia. A taxa de incidência projectada para o Uzbequistão é de 108,1 por 100 000 habitantes, o que é superior à do Tajiquistão (89,7 por 100 000 habitantes), mas inferior à do Afeganistão (108,8), Paquistão (110,4), Turquemenistão (128,8), Quirguizistão (130,6) e Cazaquistão (166,9).

Prevê-se que a taxa média de mortalidade (taxa normalizada) no mundo seja de 100,7 por 100 000 habitantes em 2020. A taxa de mortalidade mais baixa foi projectada para a Arábia Saudita (51,3 por 100 000 habitantes) e a mais elevada para a Moldávia (176,2). Ao mesmo tempo, em todos os países, o rácio entre a mortalidade e a morbilidade (com base em indicadores normalizados) é bastante elevado, o que indica a gravidade do problema do tratamento radical da NM. Na República do Usbequistão, tal como na maioria dos países asiáticos, este indicador ultrapassa os 60% (Fig. 1.3) [51, 58, 69].

Estimated age-standardized incidence rates (World) in 2020, all cancers, both sexes, all ages

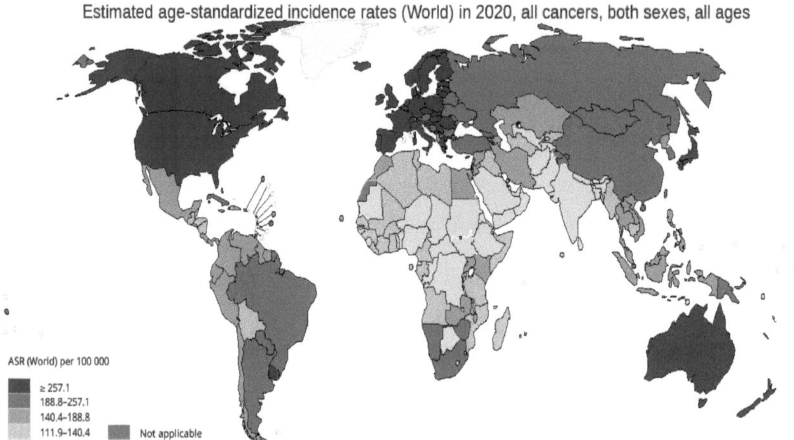

а

Estimated age-standardized mortality rates (World) in 2020, all cancers, both sexes, all ages

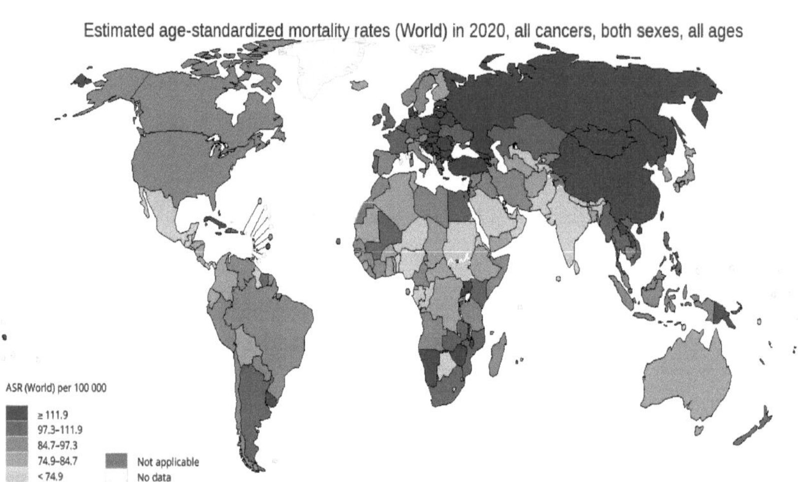

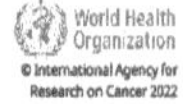

б

Fig.1.3 Incidência (a) e mortalidade (b) por neoplasias malignas (exceto melanoma cutâneo) em países selecionados do mundo em 2020.

De acordo com os dados de previsão da GLOBOCAN, em 2020 deverão ser detectados pelo menos 32 000 novos casos na República do Usbequistão, enquanto que, de acordo com as estatísticas oficiais, 21 976, o que indica uma subcontagem significativa de casos (Fig. 1.4). O registo correto e exaustivo de todos os casos de MN, de acordo com os requisitos internacionais, só é possível se for criado um registo de casos com base na população.

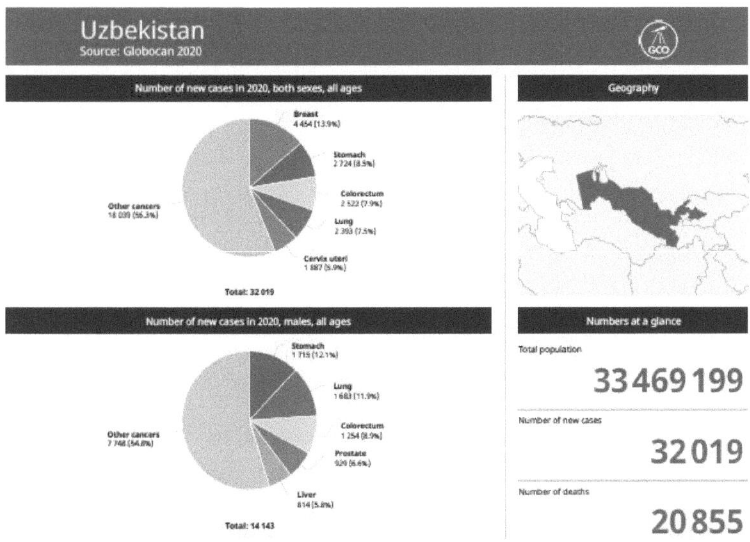

Fig.1.4 Dados GLOBOCAN para a República do Usbequistão para 2020.

§ 1.4 Registo de neoplasias malignas em diferentes países do mundo

É necessário distinguir claramente as capacidades, as metas e os objectivos dos registos de cancro de base hospitalar e de base populacional. Os registos hospitalares não recolhem informações sobre os doentes com doenças de MN numa área específica, mas apenas registam os doentes com doenças de MN tratados num estabelecimento de saúde específico. Por conseguinte, o objetivo dos registos hospitalares é avaliar, planear e gerir uma única unidade de saúde. As informações pormenorizadas sobre os doentes nos registos hospitalares e os resultados do diagnóstico e do tratamento constituem a base para as análises científicas. No entanto, regra geral, os registos hospitalares não acompanham o destino dos doentes e, devido à incompletude do registo de todos os casos de NM a nível territorial, não são capazes de fornecer informações sobre a morbilidade, a mortalidade por NM, os dispensários e os resultados dos tratamentos. Para este efeito, são organizados registos de cancro de base populacional, que registam todos os casos de doenças de NM a nível territorial e possibilitam a recolha de dados estatísticos [24, 25, 54].

A principal caraterística que distingue os registos de cancro de base populacional dos relatórios estatísticos é a disponibilidade de informações pormenorizadas sobre cada doente com NM. A disponibilidade de tais informações tem duas vantagens significativas: a possibilidade de acrescentar e corrigir dados sobre os doentes no processo do seu acompanhamento, o que, por sua vez, melhora a qualidade das informações introduzidas; a possibilidade de acompanhamento a longo prazo do destino dos doentes e a disponibilidade de dados de sobrevivência. Os relatórios estatísticos, que são recolhidos a partir de registos médicos primários, apresentam um número suficiente de deficiências, devido ao atraso na obtenção de informações sobre os casos registados e ao seu aperfeiçoamento no processo de exame e tratamento. O princípio básico das estatísticas oncológicas consiste em recolher e corrigir os dados sobre os doentes com doenças de MN no prazo de vários anos após o registo. Por este motivo, quase todos os artigos estrangeiros publicam dados estatísticos não muito "recentes" [24, 54].

De acordo com a OMS e o IARC, existem atualmente mais de 700 registos em funcionamento em todo o mundo, com níveis variáveis de cobertura da população, qualidade dos dados e rapidez de desenvolvimento [51, 53]. Todos os registos de cancro de base populacional (PBRC) podem ser avaliados segundo cinco categorias de qualidade:

✓ PCP de alta qualidade (nacional) - cobrindo mais de 50% da população do país;

✓ PCR de alta qualidade (regional) - cobertura de menos de 50 por cento da população do país;

✓ RCR (nacional e regional) - aborda o estado do RCR e os indicadores estatísticos podem ser calculados;

✓ o registo de MN está em curso - existe algum registo de MN, mas o cálculo dos indicadores não é possível;

✓ não existem dados sobre o MN ou a situação do registo do MN é desconhecida - não existem dados sobre a situação oncoepidemiológica no país.

Como mostra a Figura 1.5, não existem ou são desconhecidos os dados sobre o MN nos países asiáticos (incluindo o Uzbequistão) e africanos [51].

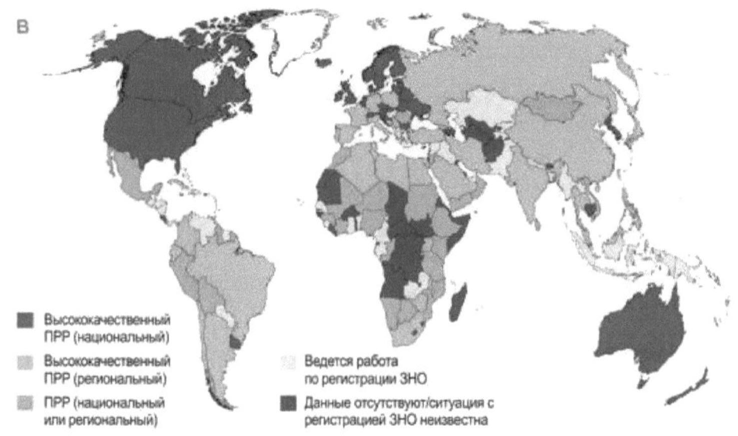

Fig.1.5 Registos de Chancelaria existentes no mundo de acordo com os dados do IARC

A investigação baseada apenas em estatísticas médicas gerais é frequentemente bastante limitada devido à incapacidade de realizar estudos de coorte, estudos de caso-controlo e de identificar factores de risco. Só são possíveis estimativas gerais adequadas à formulação de hipóteses. Os registos de cancro de base populacional oferecem a oportunidade de realizar estudos científicos completos e aprofundados, com cálculo da sobrevivência dos doentes [24, 53, 54].

Por sua vez, a CI5 apresenta, de 5 em 5 anos, informação fiável e de alta qualidade sobre a incidência de MN a nível mundial. O principal objetivo desta publicação é apresentar dados comparáveis sobre a incidência do cancro em todos os países do mundo para os quais se obtiveram dados de alta qualidade de registos de cancro de base populacional.

Para o Volume XI do CI5, foram apresentados dados de 483 registos de cancro que abrangem 636 populações em 90 países. Foram excluídos os dados de 140 registos de cancro que representavam 171 populações (Figura 1.6). O número de registos incluídos na análise varia de ano para ano. O número de registos (%) incluídos na edição CI5 Volume XI da apresentação (por continente) é o seguinte África, 23% (7/30); América Central e do Sul, 69% (31/45); América do Norte, 97% (69/71); Ásia, 53% (97/182); Europa, 88% (127/143); e Oceânia: 100% (12/12). A proporção da população mundial total abrangida pelos registos do Volume XI é de 15%, com os seguintes níveis de cobertura por continente: África, 1%; América Central e do Sul, 8%; América do Norte, 98%; Ásia, 7%; Europa, 46%; e Oceânia, 77% (51, 52, 55).

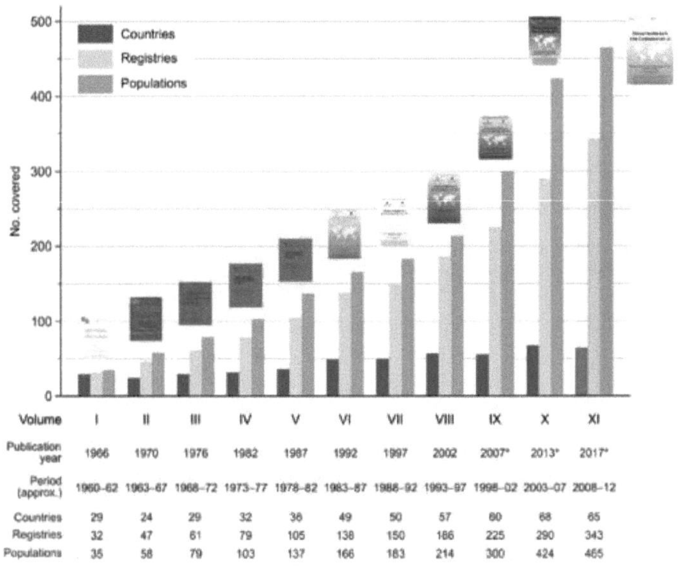

Volume	I	II	III	IV	V	VI	VII	VIII	IX	X	XI
Publication year	1966	1970	1976	1982	1987	1992	1997	2002	2007*	2013*	2017*
Period (approx.)	1960–62	1963–67	1968–72	1973–77	1978–82	1983–87	1988–92	1993–97	1998–02	2003–07	2008–12
Countries	29	24	29	32	36	49	50	57	60	68	65
Registries	32	47	61	79	105	138	150	186	225	290	343
Populations	35	58	79	103	137	166	183	214	300	424	465

Figura 1.6 Dados do volume XI da IC5

Todos os registos de países incluídos na IC5 foram analisados. Foi efectuada uma análise mais pormenorizada dos seguintes registos nacionais: Coreia do Sul, Turquia, Quirguizistão, Áustria, Bielorrússia, Estónia, Letónia, Lituânia, Federação Russa e Ucrânia. É importante notar que, na Coreia do Sul e na Turquia, a informação sobre casos de MN é recolhida por 8 registos (Fig.1.7). Enquanto na Coreia do Sul a informação sobre casos de NM é recolhida por 8 registos regionais e 1 registo nacional, que recebe informação de registos regionais e hospitalares, na Turquia a informação é fornecida por 8 registos regionais de elevada qualidade [52, 86, 48, 101].

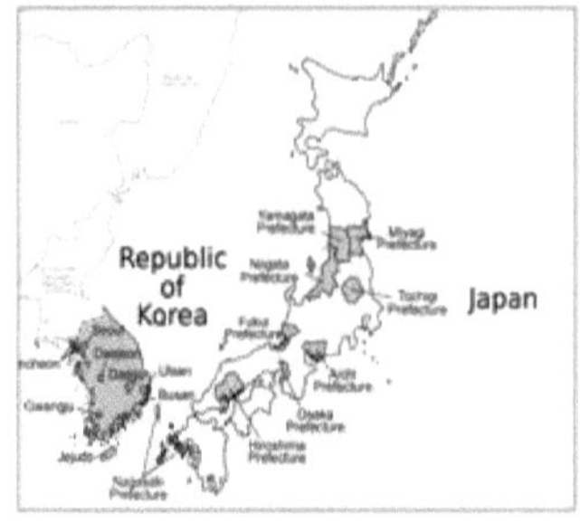
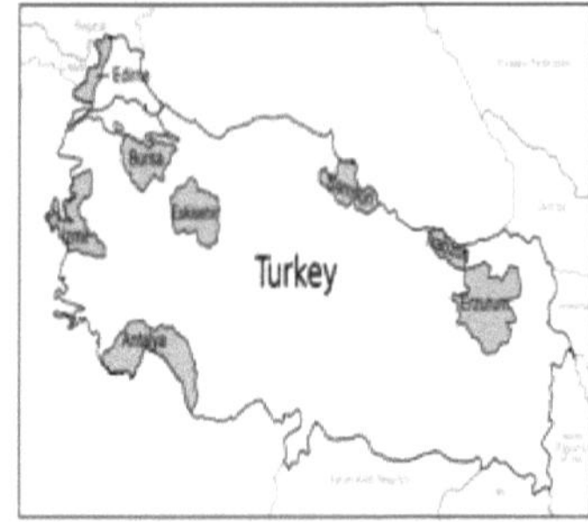

Fig.1.7 Cobertura dos registos Kanzer na Coreia do Sul e na Turquia (dados do volume XI da CI5)

A Áustria tem 3 registos regionais de cancro e um Registo Nacional de Cancro, que recolhe informações sobre todos os casos de NM no país a partir dos registos regionais e hospitalares de cancro (Figura 1.8).

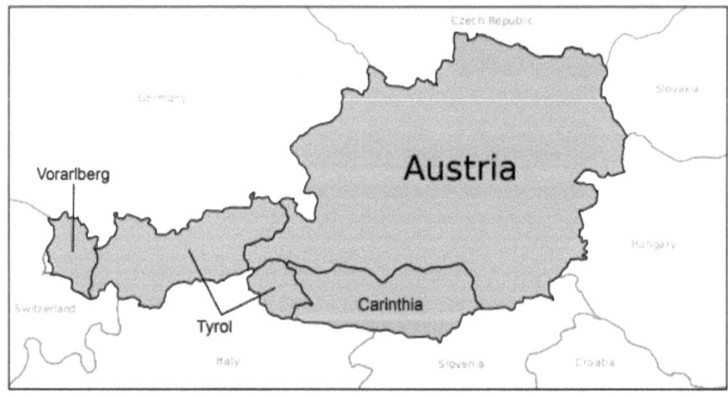

Figura 1.8 Cobertura dos registos Kanzer na Áustria (dados da CI5 Volume XI)

30

Os dados sobre a morbilidade por MN na Federação Russa são obtidos a partir de 4 registos nacionais (Fig. 1.9).

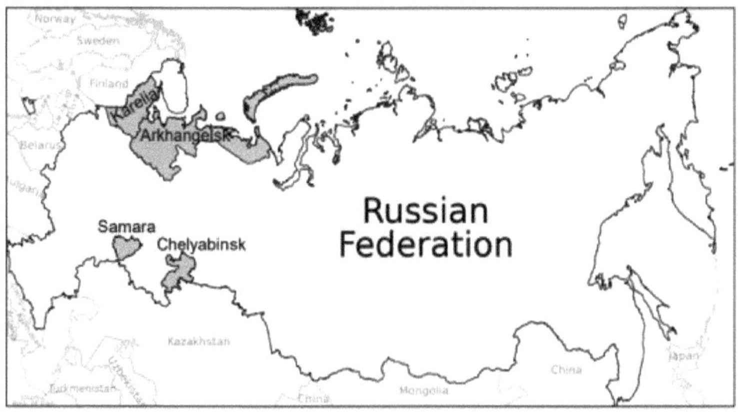

Fig.1.9 Cobertura dos registos Kancer na Federação Russa (dados do Volume XI da CI5)

O Quadro 1.1 fornece informações sobre os registos de cancro incluídos na publicação CI5, por ano. A conclusão a retirar das informações apresentadas no Quadro 1.1 é que qualquer registo de cancro deve fornecer dados de elevada qualidade para cada publicação do CI5. Se os dados de um registo não cumprirem este critério, o registo não é incluído na publicação. Por exemplo, os dados de um registo de cancro da Coreia do Sul (Kangwa) foram incluídos nos Volumes 7 e 8, mas o registo foi subsequentemente excluído da publicação nos Volumes 9-11 do CI5. Além disso, os registos de São Petersburgo e do Quirguizistão só foram aceites para publicação em determinados volumes (82, 85, 95, 98).

Quadro 1.1.

Registos Kanzer incluídos nas edições CI5

País	Região	Período de tempo das edições da CI5						
		T1-T5	T6	T7	T8	T9	T10	T11
Coreia do Sul	Busan	-	-	-	1996-97	1998-02	2003-07	2008-12
	Daegu	-	-	-	1997-98	1998-02	2003-07	2008-12
	Daejeon	-	-	-	-	1998-02	2003-07	2008-12
	Gwangju	-	-	-	-	1998-02	2003-07	2008-12
	Incheon	-	-	-	-	1998-02	2003-07	2008-12
	Jeju	-	-	-	-	2000-02	2004-07	2008-12
	Kangwa	-	-	1986-92	1993-97	-	-	-
	Seul	-	-	-	1993-97	1998-02	2003-07	2008-12
	Ulsan	-	-	-	-	1999-02	2003-07	2008-12
Turquia	Antalya	-	-	-	-	1998-02	2003-07	2008-12
	Bursa	-	-	-	-	-	-	2008-12
	Edirne	-	-	-	-	-	2004-07	2008-12
	Erzurum	-	-	-	-	-	-	2010-12
	Esquisehir	-	-	-	-	-	-	2008-12
	Esmirna	-	-	-	-	1998-02	2003-07	2008-12
	Samsun	-	-	-	-	-	-	2008-12
	Trabzon	-	-	-	-	-	2005-07	2008-12
Áustria	Caríntia	-	-	-	-	-	-	2008-12
	Tirol	-	-	1998-92	1993-97	1998-02	2003-07	2008-12
	Voralberg	-	-	-	1993-97	1998-02	2003-07	2008-12
Bielorrússia		-	1983-87	1988-92	1993-97	1998-02	2003-07	2008-12
Estónia		-	1983-87	1988-92	1993-97	1998-02	2003-07	2008-12
Letónia		-	1993-87	1988-92	1993-97	1998-02	2003-07	2010-12
Lituânia		-	-	-	1993-97	1998-02	2003-07	2008-12
RF	Arkhangelsk	-	-	-	-	-	-	2008-12

	Chelyabinsk	-	-	-	-	-	-	2008-12
	Carélia	-	-	-	-	-	-	2008-12
	São Petersburgo	-	1983-87	-	1994-97	1998-02	2003-07	-
	Samara	-	-	-	-	-	-	2008-12
Ucrânia		-	-	-	-	-	2003-07	2008-12
Quirguizistão		-	1986-87	-	-	-	-	-

De todos os registos considerados (Quadro 1.2), o mais antigo é o registo da Estónia, que começou a funcionar em 1968; no entanto, os dados deste registo só foram aceites para publicação no CI5 (ou seja, passaram as verificações de qualidade e fiabilidade) no Volume VI (1983-1987). Em 1973, começou a funcionar o registo de cancro da população da Bielorrússia, cujos dados foram aceites para publicação na CI5 também no Volume VI. Assim, decorre uma média de 10 a 15 anos entre o momento da criação do registo oncológico e o momento em que os dados dele provenientes são aceites para publicação, o que, mais uma vez, confirma a complexidade do desenvolvimento de um sistema de registo e de registo de MN de acordo com os requisitos internacionais [51, 96].

Quadro 1.2.

Resumo dos registos de papelaria incluídos na edição CI5

País	Região	Informações sobre os registos de papelaria incluídos na CI5				
		População média anual	Área	% de cobertura da população	Início da operação do registo (ano)	Legislativo/ registos administrativos
Coreia do Sul	Nível nacional	49 879 612	100 032	82	1980	sim
	Busan	3 536 355	764	95	1995	sim
	Daegu	2 488 813	775	82	1980	sim
	Daejeon	1 490 874	540	100	1998	sim
	Gwangju	1 438 340	501	95	1997	sim (A)
	Incheon	2 728 573	1 029	98	1996	sim

	Jeju	565 812	1 848	-	2000	sim
	Seul	10 151 175	605	100	1991	sim
	Ulsan	1 118 760	1 059	94	2001	sim
Turquia	Antalya	1 978 671	20 815	70	1995	sim
	Bursa	2 600 880	10 882	89	2000	sim
	Edirne	395 911	6 276	68	2004	sim
	Erzurum	776 042	49 324	64	2006	sim
	Esquisehir	766 549	13 925	89	2005	sim
	Esmirna	3 916 765	11 973	91	1992	sim
	Samsun	1 247 979	9 352	65	2001	sim
	Trabzon	759 614	4 685	54	2003	sim
Áustria	Nível nacional	8 367 787	83 879	-	1983	sim
	Caríntia	559 257	9 538	51	1987	sim
	Tirol	707 670	12 648	-	1987	sim
	Voralberg	368 934	2 601	36	1978	sim
Bielorrússia		9 492 600	207 600	100	1973	sim
Estónia		1 330 643	45 227	68	1968	sim
Letónia		2 063 852	64 589	100	1991	sim
Lituânia		3 094 863	65 300	67	1975	sim (A)
RF	Arkhangelsk	1 235 854	766 513	75	1993	sim (A)
	Chelyabinsk	3 482 299	88 500	82	2007	sim
	Carélia	655 929	180	79	1996	sim
	Samara	3 188 626	53 600	80	2003	sim
Ucrânia		45 797 940	603 000	68	1989	sim

Note-se que a cobertura de 100% do registo a nível da população foi alcançada na Letónia e na Bielorrússia, e a nível regional em Seul e Daejeon (República da Coreia).

As leis ou regulamentos que regem o registo de todos os MN tendem a melhorar a qualidade dos dados de registo, disponibilizando informações (ou relatórios) a todos os estabelecimentos que diagnosticam ou tratam MN, incluindo os do sector privado.

Todos os registos considerados no quadro 1.3 diferem no número de variáveis exigidas e nas fontes de informação. Assim, de acordo com as recomendações internacionais da IARC-OMS, o conjunto mínimo de dados a recolher por um registo oncológico é: dados do doente (identificador pessoal, nome completo, sexo, data de nascimento, morada de residência) e informação sobre o tumor (data de diagnóstico, método de diagnóstico mais fiável, localização, tipo morfológico, comportamento do tumor, fonte de informação - número do cartão de consulta externa, nome do médico); conjunto básico: informações mais alargadas sobre o doente, sobre o tumor (de acordo com os requisitos internacionais (ENCR) e classificadores (CID-10 e CID -O-3), informações sobre o estádio da doença (TNM), informações sobre o tratamento primário (tratamento iniciado no prazo de 4 meses após o diagnóstico), fontes de informação (todas as instituições médicas envolvidas no tratamento e diagnóstico do MN), acompanhamento do dispensário (data do último acompanhamento do doente, estado (vivo/morto), data do óbito). O conjunto básico de dados pode ser alargado de acordo com as possibilidades e os objectivos do registo [49, 51, 53, 77, 102].

Quadro 1.3.

Métodos de recolha de informações e normas internacionais da edição CI5 do Chancellor's Register

País	Região	Informações sobre os registos de papelaria incluídos na CI5					
		ID	Grupo étnico	Tratamento inicial	Observação	Método de observação	Norma internacional
Coreia do Sul	Nível nacional	sim	não	Sim	sim	passivo	IARC/IACR
	Busan	sim	não	Sim	sim	passivo	IARC/IACR
	Daegu	sim	não	Sim	sim	passivo	IARC/IACR
	Daejeon	sim	não	Sim	sim	passivo	IARC/IACR
	Gwangju	sim	não	Sim	sim	passivo	IARC/IACR
	Incheon	sim	não	Sim	sim	passivo	IARC/IACR
	Jeju	sim	não	Sim	sim	passivo	IARC/IACR
	Seul	sim	não	Sim	sim	passivo	IARC/IACR
	Ulsan	sim	não	Sim	sim	passivo	IARC/IACR
Turquia	Antalya	sim	não	Sim	sim	ativo	IARC/IACR

	Bursa	sim	não	Sim	sim	ativo	SEER
	Edirne	sim	não	Sim	sim	ativo	IARC/IACR
	Erzurum	sim	não	Sim	sim	ativo	IARC/IACR
	Esquisehir	sim	não	Sim	sim	ativo	IARC/IACR
	Esmirna	sim	não	Sim	sim	ativo	SEER
	Samsun	sim	não	Sim	sim	ativo	IARC/IACR
	Trabzon	sim	não	Sim	sim	ativo	IARC/IACR
Áustria	Nível nacional	sim	não	Sim	sim	passivo	ENCR
	Caríntia	não	não	Sim	sim	ativo	ENCR
	Tirol	não	não	Sim	sim	passivo	ENCR
	Voralberg	sim	não	Não	sim	ativo	ENCR
Bielorrússia	Tudo	sim	sim	Sim	sim	ativo+passivo	IARC/IACR
Estónia	Tudo	sim	sim	Sim	sim	passivo	ENCR
Letónia	Tudo	sim	sim	Sim	sim	ativo	IARC/IACR
Lituânia	Tudo	sim	não	Não	sim	passivo	IARC/IACR
RF	Arkhangelsk	não	não	Sim	sim	ativo+passivo	IARC/IACR
	Chelyabinsk	sim	sim	Não	sim	ativo+passivo	IARC/IACR
	Carélia	não	não	Sim	sim	ativo+passivo	IARC/IACR
	Samara	sim	sim	Sim	sim	ativo+passivo	IARC/IACR
Ucrânia	Tudo	não	sim	Sim	sim	ativo+passivo	IARC/IACR

As fontes de dados mais importantes para qualquer registo de Kancer são os laboratórios patológicos, os registos hospitalares (hospitais públicos e privados) e as certidões de óbito. Continua a haver uma escassez de certidões de óbito nos países de baixo e médio rendimento, principalmente devido à fraca qualidade das estatísticas de mortalidade em geral (Coreia do Sul, Letónia, Chelyabinsk).

Além disso, não são utilizados números de identificação únicos dos doentes em Arkhangelsk, Carélia e Ucrânia, grupo étnico - Coreia,

Turquia, Áustria, Lituânia, Arkhangelsk e Carélia, natureza do tratamento primário recebido - Lituânia e Chelyabinsk. As variáveis universais ao nível da informação do doente, bem como a localização primária do NM e a histologia, não são consideradas na tabela apresentada, uma vez que são quase sempre recolhidas pelos registos Kancer e são obrigatórias para registos de elevada qualidade. A observação sistemática do estado vital dos doentes registados é realizada em todos os registos em análise. A diferença é o método de observação - ativo ou passivo. Assim, na Coreia, na Áustria, na Estónia e na Lituânia, utiliza-se a vigilância passiva (os profissionais de saúde preenchem formulários de notificação e enviam-nos para o registo); na Turquia e na Letónia, utiliza-se a vigilância ativa (o pessoal do registo oncológico visita todas as clínicas médicas para obter os dados necessários); na Bielorrússia, na Rússia e na Ucrânia, utiliza-se tanto a vigilância ativa como a passiva [36, 45, 51, 53].

Existem várias normas internacionais para o registo de casos de NM, tais como as recomendações do SEER (Programa de Vigilância Estatística, Epidemiologia e Resultados Finais) em Bursa e Izmir, da ENCR (Rede Europeia de Registos Oncológicos) na Áustria, Estónia, Arkhangelsk e Samara, e da IARC/IACR (Agência Internacional de Investigação sobre o Cancro/Associação Internacional de Registos Oncológicos) nos outros registos analisados [43, 46, 47, 51, 52, 103].

1.5 Caraterísticas dos principais indicadores estatísticos em oncologia

O sistema de estatísticas oncológicas inclui indicadores que podem ser condicionalmente divididos em dois grupos [7, 9, 24, 54]:

✓ Indicadores utilizados para estimar a prevalência do cancro (números absolutos, incidência extensiva/intensiva e taxas de mortalidade).

✓ Indicadores utilizados para avaliar a eficácia das medidas de luta contra o cancro (indicadores). Em muitos países pós-soviéticos, para avaliar o desempenho dos cuidados de saúde em territórios administrativos, são utilizados os indicadores dos "modelos de resultados", cujos indicadores são calculados de acordo com algoritmos geralmente aceites [4, 14, 21, 29, 30, 32, 34, 35]. Estes modelos permitem fazer uma avaliação generalizada do estado dos cuidados oncológicos nas regiões, mas não permitem detalhar os aspectos problemáticos do trabalho necessários para um planeamento orientado do controlo do cancro.

Os principais métodos de avaliação da qualidade dos cuidados médicos e da organização do sistema de cuidados de saúde na RUzb, tal como noutros países pós-soviéticos, continuam a ser a análise estatística (indicadores dos relatórios estatísticos estatais e departamentais) e a avaliação por peritos (exame pericial dos registos médicos dos doentes); o inquérito sociológico é utilizado com muito menos frequência (para determinar a satisfação dos doentes com o tratamento, a qualidade dos cuidados, etc.). [29, 30, 34, 35, 40]. Os formulários de relatórios estatísticos apresentados ao Ministério da Saúde da RUzb contêm informações insuficientemente pormenorizadas para o desenvolvimento e a organização de medidas anticancerígenas. A maioria dos indicadores reflecte aspectos quantitativos dos cuidados médicos e não a sua qualidade. Torna-se óbvia a necessidade de completar os indicadores existentes com indicadores que contribuam para a solução das tarefas do sistema de cuidados de saúde relevantes para o período mais próximo [29, 30, 31, 34, 35, 39, 40, 41].

Para abordar a questão da melhoria contínua da qualidade dos cuidados de saúde com base na análise do sistema, muitos países desenvolveram programas nacionais [78, 80, 81, 90]. Para garantir a qualidade dos cuidados de saúde, é importante tomar decisões com base em análises aprofundadas, utilizando modelos adequados de avaliação da qualidade dos indicadores integrais e do acompanhamento da situação [40, 78, 79, 80, 90].

Os indicadores integrais incluem o rácio entre a mortalidade e a morbilidade, a mortalidade por NM, a mortalidade e as taxas de sobrevivência. A análise destes indicadores permite uma análise comparativa e a avaliação da eficácia das medidas anti-cancro [3, 24, 25, 38, 42, 64].

Existem indicadores comummente aceites para a avaliação de vários programas de controlo do cancro. O quadro 1.4 apresenta alguns programas e indicadores para avaliar a sua eficácia.

Quadro 1.4.

Indicadores utilizados para avaliar os programas de controlo do cancro

programa	Indicadores
Prevenção primária	Diminuição da morbilidade
Rastreio e diagnóstico precoce	Redução da mortalidade
Novos métodos de diagnóstico	Melhorar as taxas de diagnóstico precoce; Maior cobertura do tratamento da radicalização; Redução da mortalidade num ano; Redução da mortalidade
Novas terapias	Redução da mortalidade Redução da mortalidade Aumento da taxa de sobrevivência
Dispensário	Diagnóstico precoce de recidivas Redução da mortalidade Aumento da taxa de sobrevivência

Resumo

39

De acordo com as previsões mundiais, em 2020 deverão ser detectados pelo menos 32 000 novos casos no Usbequistão, ao passo que, de acordo com as estatísticas oficiais, serão 21 976, o que indica uma subnotificação significativa dos casos. O registo correto e exaustivo de todos os casos de MN, de acordo com os requisitos internacionais, só é possível se for criado um registo de cancro de base populacional.

A principal caraterística que distingue os registos de cancro de base populacional dos relatórios estatísticos é a disponibilidade de informações pormenorizadas sobre cada doente com NM. A disponibilidade de tais informações tem duas vantagens significativas: a possibilidade de acrescentar e corrigir dados sobre os doentes no processo do seu acompanhamento, o que, por sua vez, melhora a qualidade das informações introduzidas; a possibilidade de acompanhamento a longo prazo do destino dos doentes e a disponibilidade de dados de sobrevivência. Os relatórios estatísticos, que são recolhidos a partir de registos médicos primários, têm um número suficiente de deficiências devido ao atraso na obtenção de informações sobre casos registados e ao seu aperfeiçoamento no processo de exame e tratamento.

O planeamento de intervenções anticancerígenas na RUzb, bem como a análise da sobrevivência dos doentes com cancro a nível populacional, será possível após a organização de um registo de cancro de base populacional no país, de acordo com as normas internacionais. No âmbito deste estudo, foi realizado um trabalho para desenvolver uma metodologia para um registo de cancro de base populacional na RUzb.

CAPÍTULO II MATERIAIS E MÉTODOS

O desenvolvimento da metodologia do registo de cancro de base populacional baseou-se nas recomendações da IARC-OMS: fontes de informação sobre os primeiros casos de NM (formulários de registo do Ministério da Saúde da República do Usbequistão), codificação e confirmação dos casos (CID-10 e CID-O-3), diagnóstico (métodos de diagnóstico laboratoriais e instrumentais disponíveis no país), métodos de tratamento (de acordo com as normas nacionais de tratamento dos doentes com NM), indicadores estatísticos para avaliar a prevalência de NM e a qualidade dos cuidados

§2.1 Análise da taxa de morbilidade primária das neoplasias malignas

O material para estudar a situação oncológica na República do Uzbequistão foram os dados obtidos no formulário de relatório estadual sobre oncologia (№7) "Informações sobre doenças com neoplasias malignas" - o número absoluto dos primeiros casos detectados de MN em 2020.

Para analisar a situação oncológica para 2020 no oblast de Bukhara, foram utilizados dados do formulário de notificação estatal e informações personalizadas da documentação primária da filial de Bukhara do RSNPMCRC. Para além da análise do número total de casos de primeira vez, foram analisados os dados de 1 584 doentes primários, incluindo a distribuição por estádio, TNM, cálculo de índices brutos, de idade e normalizados. A normalização das taxas de morbilidade foi efectuada por método direto, utilizando o padrão da população mundial (World Standard).

§2.2 Estrutura do registo canzer da população

Com base no sistema vertical de organização do serviço oncológico na República do Usbequistão, a estrutura do registo de cancro de base populacional (RCP) é a seguinte (Fig. 2.1):

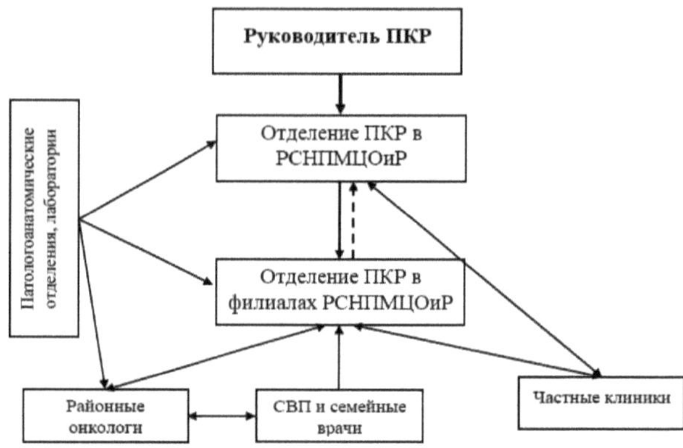

Fig.2.1 Estrutura do registo canzer da população

Chefe do RPC - supervisiona diretamente todas as unidades do RPC tanto na RSNPMCRC como nas suas sucursais, fornece informações sobre várias questões relacionadas com a patologia técnica e oncológica: oncologia clínica, epidemiologia e estatística das doenças oncológicas a pedido da administração da RSNPMCRC, do Ministério da Saúde e de outras organizações departamentais.

O departamento de RPC da RSNPMCHC - controla a atualidade, a qualidade e a exaustividade das informações introduzidas na base de dados do registo, presta aconselhamento e assistência metodológica ao pessoal dos departamentos de RPC nas sucursais da RSNPMCHC, aos oncologistas distritais, fornece informações sobre o estado do serviço oncológico a pedido do chefe do RPC, da administração da RSNPMCHC, dos chefes das sucursais regionais, dos investigadores, fornece informações ao Ministério da Saúde.

Departamentos de PCR nas sucursais da RSNPMCHC - controlam, a nível regional, a introdução atempada, qualitativa e completa de informações na base de dados do registo, introduzem na base de dados PCR informações sobre todos os primeiros casos de MN descobertos e informações sobre métodos de tratamento e exame médico dos doentes afectados ao território da sucursal, prestam assistência consultiva e metodológica aos oncologistas

Oncologistas distritais - supervisionam o exame médico dos doentes oncológicos registados no MN, estabelecem a ligação com os serviços de patologia, os SVP e os médicos de família e controlam a introdução de novos casos detectados na base de dados.

Os SVP e os médicos de família - em caso de suspeita de neoplasia maligna, encaminhar o doente para um oncologista do distrito ou para uma delegação da RSNPMCHC e preencher a notificação de um primeiro MN detectado.

Serviços de anatomia patológica - efectuam a confirmação histológica do diagnóstico, após o que transmitem os resultados aos serviços competentes do RPC e aos médicos assistentes. Quando uma neoplasia maligna é detectada após a morte (com ou sem autópsia), é preenchida uma notificação do primeiro MN detectado.

Clínicas privadas - preencher as notificações dos primeiros casos de MN e enviar para as delegações na comunidade ou para o oncologista distrital.

A organização dos grupos de trabalho nos departamentos dos CRP deve basear-se no número de pessoas no território atribuído, tendo em conta o número de casos de NM.

§2.3 Fontes de informação sobre casos de neoplasias malignas

A informação sobre os doentes com MN na RUzb é recolhida e introduzida com base na seguinte documentação:

✓ Cartão médico de doente ambulatório (formulário n.º 025, aprovado pelo Despacho n.º 363 do Ministério da Saúde de 31.12.2020);

✓ Registo médico de um doente internado

✓ Extrato do registo médico de um doente internado com neoplasias malignas (formulário n.º 027-1/u, aprovado pelo despacho do Ministério da Saúde de 31.12.2020, n.º 363);

✓ Notificação de um caso estabelecido pela primeira vez de neoplasia maligna (formulário n.º 090/u, aprovado pelo despacho do Ministério da Saúde de 31.12.2020, n.º 363);

✓ Protocolo em caso de deteção de um doente com uma forma negligenciada de neoplasia maligna (formulário n.º 027-2/u, aprovado pelo despacho do Ministério da Saúde de 31.12.2020, n.º 363);

✓ Cartão de controlo da observação do dispensário (onco) (formulário 030/u-onco, aprovado pelo despacho do Ministério da Saúde de 31.12.2020 № 363);

✓ Atestado médico de óbito (formulário n.º 109)

§2.4 Referências e codificadores no registo do cancro da população

São utilizados sistemas de codificação normalizados para comparar a informação recolhida no SCR. Para algumas variáveis, existem sistemas de codificação internacionais de utilização obrigatória, enquanto outras são codificadas com base em sistemas e requisitos locais.

Os sistemas de codificação internacionais mais importantes incluem:

✓ Classificação Internacional de Doenças 10ª Revisão (CID-10)

✓ Classificação Internacional das Doenças Oncológicas 3ª revisão (CID-O-3)

✓ Classificação TNM (última revisão)

✓ Fase clínica

Atualmente, na RUzb, a codificação das doenças oncológicas (topografia do tumor) é feita com base na CID-10. Na PCR, todos os MNs são registados com o código C00-C96 e in situ com o código D00-D09. Se um doente tiver um tumor primário múltiplo, cada tumor é registado como um caso separado e, consequentemente, cada caso de MN é também calculado pelo software de análise da morbilidade.

Muitos outros classificadores e diretórios são também utilizados na codificação de variáveis (diretório do local de residência, pertença a um grupo étnico; fontes de informação sobre o local de tratamento/diagnóstico; cirurgias, medicamentos, aparelhos de radioterapia, testes laboratoriais (moleculares-biológicos e genéticos), etc.).

§ 2.5 Tratamento estatístico dos resultados obtidos

A apresentação dos dados e a análise estatística foram efectuadas de acordo com os requisitos da investigação biomédica. Os indicadores qualitativos são apresentados como valores absolutos e frequências relativas, intervalos de confiança (IC) de 95% para a fração ou IC de 95% para a diferença de fracções. Na comparação de dois indicadores, foi utilizado o critério Z [15].

Foi adotado um nível de significância de $p < 0,05$ no estudo. Ao decidir se se rejeita a hipótese nula a favor da hipótese alternativa, considerou-se que o desvio das estatísticas calculadas em relação à distribuição correspondente com um nível crítico de 0,05 e inferior era considerado significativo, e a hipótese nula foi rejeitada. Caso contrário, assumiu-se que não existiam fundamentos estatísticos suficientes para rejeitar a hipótese nula.

CAPÍTULO III. SITUAÇÃO DEMOGRÁFICA E MORBILIDADE DO CANCRO NA REPÚBLICA DO UZBEQUISTÃO

§ 3.1 Situação demográfica na República do Usbequistão

A população média anual residente na RUzb em 2020 era de 33 905 242, mais 650,3 mil do que em 2019. Os residentes rurais representavam 16 761 076 e os residentes urbanos 17 144 166, representando 49,4 por cento e 50,6 por cento, respetivamente. É de salientar que a população masculina prevaleceu sobre a feminina, com 17 045 288 (50,3 por cento) e 16 859 954 (49,7 por cento), respetivamente. O número mais elevado de habitantes foi observado nos oblastos de Samarcanda (3 877 355 - 11,4 por cento da população total da República), Fergana (3 752 034 - 11,1 por cento) e Kashkadarya (3 280 418 - 9,7 por cento), e o mais baixo nos oblastos de Syrdarya (846 260 - 2,5 por cento), Navoi (997 100 - 2,9 por cento) e Jizzak (1 382 060 - 4,1 por cento) (Figura 3.1).

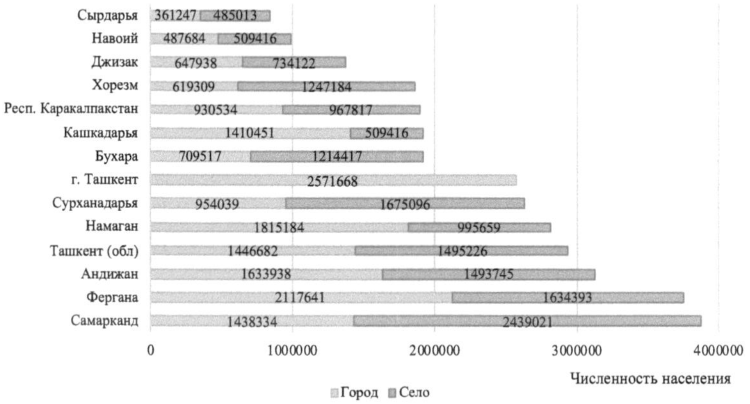

Fig. 3.1 Número médio anual da população urbana e rural por regiões da República do Usbequistão

Ao considerar a estrutura etária da população da RUzb, é importante notar que 33,6% da população tem entre 0 e 17 anos e 43,5% tem entre 18 e 44 anos (Figura 3.2).

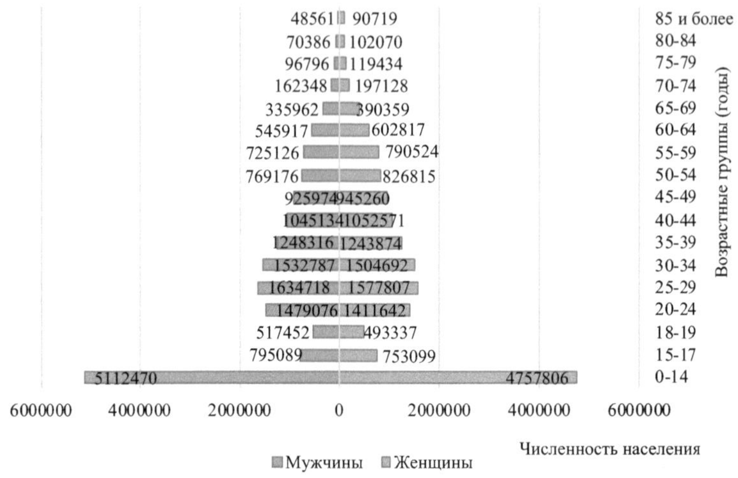

Figura 3.2 População média anual da República do Usbequistão por idade e sexo, 2020.

§ 3.2 Análise da incidência de neoplasias malignas no Uzbequistão

Em 2020, 21 976 casos de MN foram diagnosticados pela primeira vez na RUzb, dos quais 9 059 foram diagnosticados em homens e 12 917 em mulheres.

A taxa bruta de incidência intensiva de NM (por 100 000 habitantes) foi de 64,8 (para o cálculo de todos os indicadores foram utilizados dados do Comité Estatal de Estatística da RUzb sobre a população média anual para 2020), o que é 15,6% mais elevado do que em 2009. As taxas de incidência de ST mais elevadas para 2020 foram observadas na mama (9,8 por 100 000 habitantes), no estômago (5,1) e no colo do útero (4,8) (Figura 3.3).

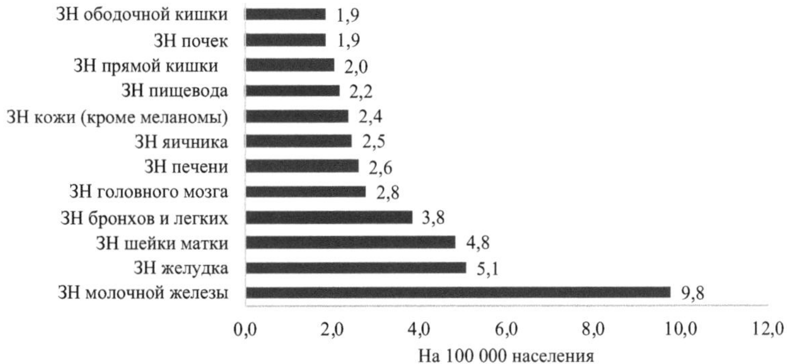

Fig. 3.3 Indicadores de intensidade bruta da morbilidade por neoplasia maligna na República do Usbequistão (por 100 000 habitantes), 2020.

Na população feminina (Figura 3.4), as posições de liderança foram para a mama (19,5 por 100.000 habitantes do sexo feminino), colo do útero (9,7) e ovário (4,9), enquanto na população masculina (Figura 3.5), as posições de liderança foram para o estômago (6,2 por 100.000 habitantes do sexo masculino), brônquios e pulmão (5,4) e próstata (3,0).

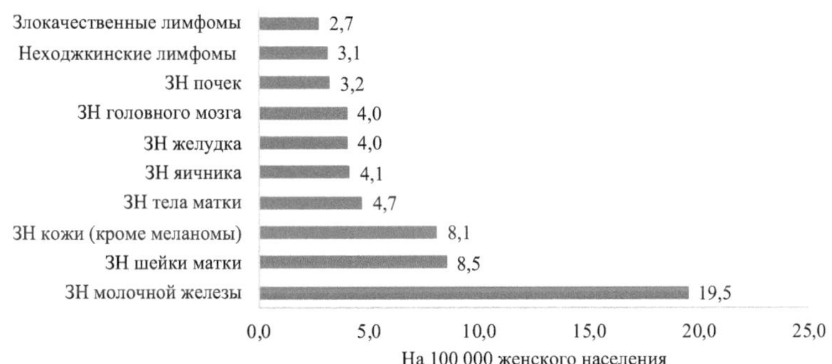

Fig. 3.4 Taxas brutas de incidência, baseadas na intensidade, de neoplasias malignas na população feminina da República do Usbequistão (por 100 000 habitantes), 2020.

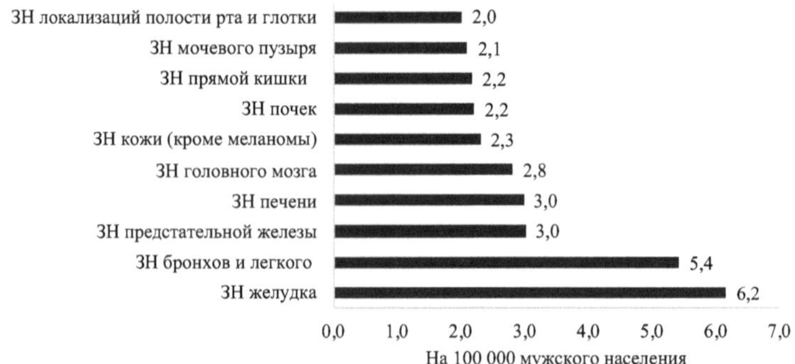

Fig. 3.5 Taxas brutas de incidência intensiva de neoplasias malignas na população masculina da República do Usbequistão (por 100 000 habitantes), 2020.

Analisando a taxa de incidência entre os diferentes grupos etários, verificou-se que, até aos 70-74 anos de idade, houve um aumento dinâmico da taxa (505,7 por 100 000 habitantes). No entanto, após os 74 anos de idade, registou-se uma diminuição significativa da morbilidade por NM (Fig. 3.6).

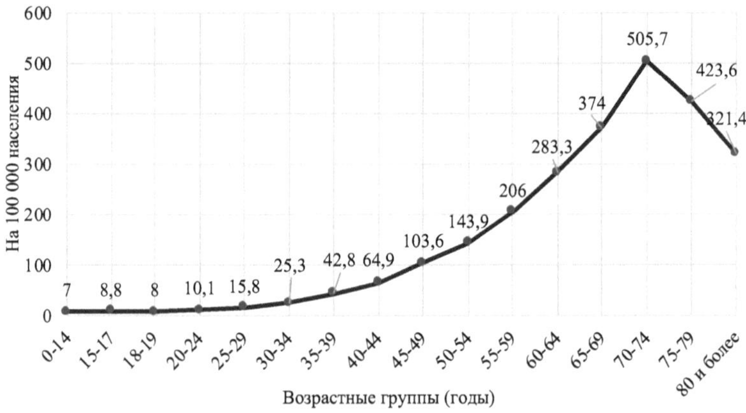

Fig. 3.6 Taxas de incidência específicas por idade de neoplasias malignas na população da República do Usbequistão (por 100 000 habitantes), 2020.

50

Analisando a incidência do cancro primário em determinados grupos etários, verificou-se que os NM de hemoblastose (26,4%), cérebro (16,3%), ossos e articulações (6,9%) e rim (5,7%) são registados com bastante frequência no grupo etário até aos 30 anos. No grupo etário dos 30-45 anos, os NM mais frequentemente registados foram os da mama (23,5%), do colo do útero (10,8%) e do cérebro (8,8%). Nos doentes com idades compreendidas entre os 45 e os 65 anos, os NM da mama (18,2%), do colo do útero (10,0%), gástricos (7,6%) e pulmonares (7,3%) ocorreram com maior frequência. Ao mesmo tempo, no grupo etário mais velho, a maior proporção de NMs ocorreu no estômago (10,5%), pulmão (9,2%) e pele (8,3%).

É de notar que, na estrutura de morbilidade dos homens do grupo etário 30-45 anos, prevalecem os tumores cerebrais (14,3%), linfáticos (13,6%), testiculares (10,0%) e do estômago (8,0%), enquanto nas mulheres prevalecem os tumores da mama (34,3%), do colo do útero (15,9%), linfáticos (6,4%) e cerebrais (6,3%). Há uma discrepância na estrutura da morbilidade no grupo etário dos 45-65 anos: nos homens, os tumores do pulmão (13,5%), do estômago (13,2%) e do fígado (6,0%) são os mais frequentemente registados, enquanto nas mulheres são os tumores da mama (29,5%), do colo do útero (16,3%) e do ovário (6,7%). No grupo etário mais velho, predominam nos homens os NM gástricos (14,0%), pulmonares (13,1%) e prostáticos (8,8%) e nas mulheres os NM da mama (17,8%), da pele (9,4%) e do colo do útero (7,5%).

§ 3.3 Caraterísticas da organização dos cuidados oncológicos no oblast de Bukhara

O oblast de Bukhara foi selecionado para avaliar a qualidade da organização dos cuidados oncológicos na RUzb. O oblast de Bukhara é constituído por 11 distritos rurais e 2 cidades. A população do oblast de Bukhara no final de 2020 era de 1 923 934, ou seja, 5,7% da população total da república. É de salientar que 82,3% da província de Bukhara é rural e os residentes urbanos apenas 17,7%. A população mais numerosa encontrava-se na cidade de Bukhara (303 348 - 15,8%), nos distritos de Gijduvan (280 187 - 14,6%) e Korakul (176 914 - 9,2%) e a mais pequena nos distritos de Kogon (18 290 - 1,0%), Korovulbazar (61 124 - 3,2%) e Peshkin (78 040 - 4,1%) (Figura 3.7).

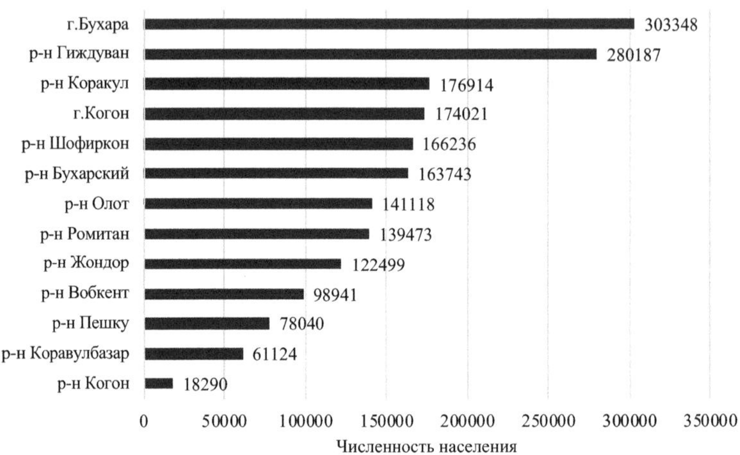

Fig. 3.7 População média anual da região de Bukhara, 2020.

Do total da população da região de Bukhara, 963 523 (50,1%) são homens e 960 411 (49,9%) são mulheres (figura 3.8). Estudando a categoria etária da população da região de Bukhara, pode concluir-se que a maioria da população, tal como em todo o país, é constituída por crianças com idades compreendidas entre os 0 e os 17 anos e por jovens com idades compreendidas entre os 18 e os 44 anos, representando 31,6% e 43,3% da população total da região de Bukhara, respetivamente.

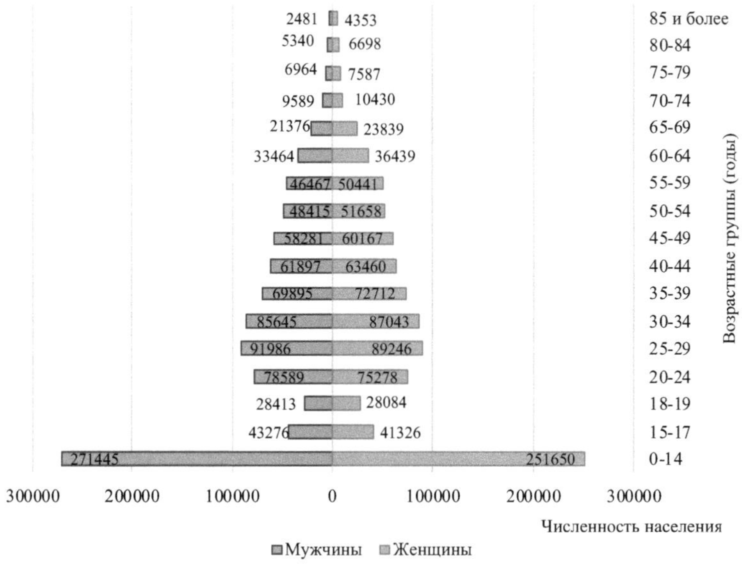

Figura 3.8 População média anual do Oblast de Bukhara, por sexo e idade, 2020.

O número de camas de oncologia em Bukhara Oblast em 2020 era de 143. De 2016 a 2020, o número de camas aumentou em 13, ou seja, em 9,1%. Em 2020, 6.834 pacientes foram hospitalizados na filial de Bukhara do RSNPMCRC. O tempo médio de permanência de um paciente num leito de oncologia foi de 6,8 dias. A ocupação média de uma cama de oncologia foi de 344,2 dias.

–Em 2020, na região de Bukhara, o número de postos de trabalho dos médicos no ramo da oncologia era de 90,5, dos quais 90,5 (100%) estavam empregados, e os oncologistas 74.

Também no Oblast de Bukhara existem 15 gabinetes oncológicos nos distritos do Oblast. Existem 20,5 postos a tempo inteiro de oncologistas distritais na região de Bukhara, dos quais 17,25 estão empregados. Dos oncologistas em atividade nas policlínicas distritais do oblast de Bukhara (19 médicos), 90% têm especialização em oncologia (Quadro 3.1).

Tabela 3.1.

Informações sobre oncologistas distritais em Bukhara Oblast, 2020.

Distritos/cidades Província de Bukhara	Consultório de oncologista (abs.num.)	Pessoal dos oncologistas distritais		Indivíduos (número absoluto)	Especialização
		atribuído	empregado		
Cidade de Bukhara	2	2,5	1,0	2	Cirurgião
					Oncologista
Kogon	1	0,5	0,5	1	Oncologista
Distrito de Olot	1	1,25	1,25	1	Oncologista
Distrito de Bukhara	1	1,5	1,5	1	Cirurgião
Distrito de Vobkent	1	1,5	1,5	2	Oncologista
Distrito de Gijduvan	2	3,0	3,0	2	Oncologista
					Oncologista
Distrito de Kogon	1	1,0	1,0	1	Oncologista
Distrito de Korakul	1	2,5	0,75	1	Oncologista
Distrito de Koravul Bazaar	1	0,25	0,25	1	Cirurgião otorrinolarin gologista
Distrito de Peshku	1	1,5	1,5	2	Oncologista
Distrito de Romitan	1	1,75	1,75	1	Oncologista
Distrito de Jondor	1	2,25	2,25	3	Oncologista
Distrito de Chauffircon	1	1,0	1,0	1	Oncologista
Total	15	20,5	17,25	19	16/3

§ 3.3.1 Análise da documentação primária de doentes com neoplasias malignas no oblast de Bukhara

Após a análise dos registos ambulatórios, das fichas de anamnese e dos extractos da documentação médica primária, foram detectadas várias deficiências no seu preenchimento.

Apesar de a CID-10 incluir doenças com os códigos C00-C96 (o C97 pode ser preenchido adicionalmente para indicar o número de doentes que sofrem de NM múltiplos primários) e NM in situ, ou seja, os códigos D00-D09 da CID-10, na maioria dos documentos analisados não foram registados doentes com NM in situ. Nos formulários de registo, existe frequentemente uma tendência para preencher as doenças oncológicas primárias múltiplas (código C97 da CID-10) como uma única doença, sem especificar a topografia exacta de cada MN. É de notar que cada caso de cancro múltiplo primário é registado como um caso separado.

Além disso, o erro mais comum é a presença de notificações quando um doente é diagnosticado com doença pré-cancerosa (obrigatória) (grupo clínico Ia e Ib).

As notificações e os extractos dos processos clínicos dos doentes internados estão escritos de forma ilegível, com abreviaturas das iniciais do doente, da data de nascimento, do diagnóstico e do tratamento. Além disso, o diagnóstico clínico completo nem sempre é escrito (não há indicação precisa da localização do MN), em caso de MN de um dos órgãos emparelhados, o lado da lesão não é frequentemente indicado e, na presença de metástases, o órgão exato da lesão não é indicado.

Muitas vezes, o estádio da doença de acordo com a classificação nacional (I-IV, estádio não estabelecido) e o grupo clínico (2-4) não estão escritos, sendo frequentemente indicado apenas o estádio do sistema TNM. Nos dados relativos à verificação morfológica, nem sempre são indicados o texto completo, o número do exame morfológico, o grau de diferenciação e a data do exame. Isto complica significativamente o processo de registo dos doentes e reduz a qualidade da informação obtida.

Foram identificados vários erros no preenchimento das certidões de óbito de doentes com MN aquando da determinação da causa de morte subjacente.

Foram revelados erros na remoção de doentes com NM do registo do dispensário. Assim, para o cancro da pele de células basais, a observação obrigatória no dispensário não é superior a 5 anos, enquanto em alguns distritos/cidades do oblast de Bukhara os doentes com esta doença são registados há muito mais tempo.

§ 3.3.2 Estudo da estrutura da morbilidade das neoplasias malignas na população do oblast de Bukhara

De acordo com os dados recolhidos, 1 584 casos de MN foram detectados pela primeira vez no oblast de Bukhara em 2020: 715 (45,1%) entre os homens e 869 (54,9%) entre as mulheres. A taxa de incidência bruta intensiva de MN por 100.000 habitantes no oblast de Bukhara em 2020 foi de 82,3.

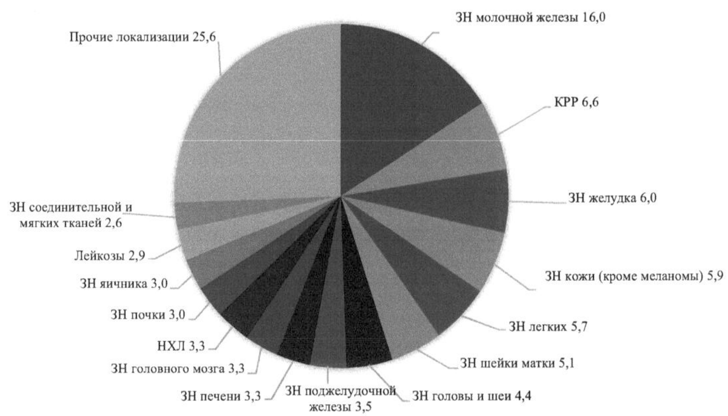

As posições de liderança na estrutura das doenças oncológicas da população do oblast de Bukhara foram ocupadas por: doenças da mama (16,0%), colorrectais (6,6%) e do estômago (6,0%), Fig. 3.9.

Fig.3.9 Estrutura da taxa de morbilidade das neoplasias malignas na população da região de Bukhara, 2020.

As patologias oncológicas mais frequentes na população feminina em 2020 foram a mama (29,1%), o colo do útero (9,2%) e o ovário (5,4%), e na população masculina, o pulmão (9,5%); o colorretal (9,0%) e o estômago (8,7%), Figura 3.10.

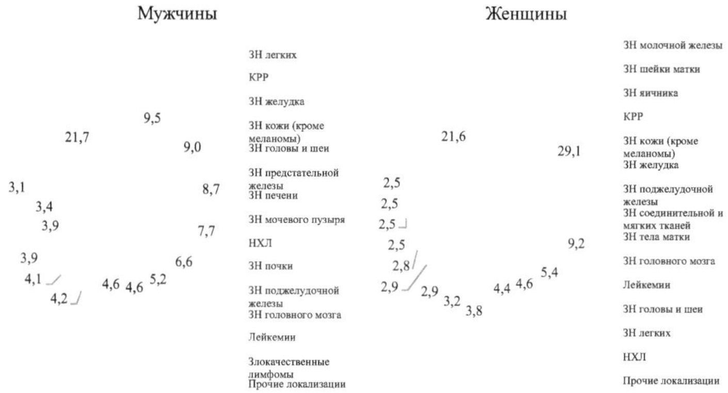

Fig.3.10 Estrutura da taxa de morbilidade por neoplasia maligna da população feminina e masculina da região de Bukhara (%), 2020.

Com base nos dados apresentados na Figura 3.10, a proporção de cancro colorrectal nas mulheres (4,6%) é quase 2 vezes inferior à dos homens (9,0%) ($p<0,05$). Além disso, o peso específico do MN do pulmão nos homens (9,5%) é 3,8 vezes superior ao das mulheres (2,5), $p<0,05$. De igual modo, o peso específico do MN dos órgãos da cabeça e do pescoço nos homens é 2,6 vezes ($p<0,05$) superior ao das mulheres.

Analisando a morbilidade oncológica por idade (Fig. 3.11), verifica-se que o aumento significativo deste indicador se inicia no grupo etário dos 45-49 anos, com um pico de incidência nos doentes com MN entre os 75-79 anos (577,3 por 100.000 habitantes).

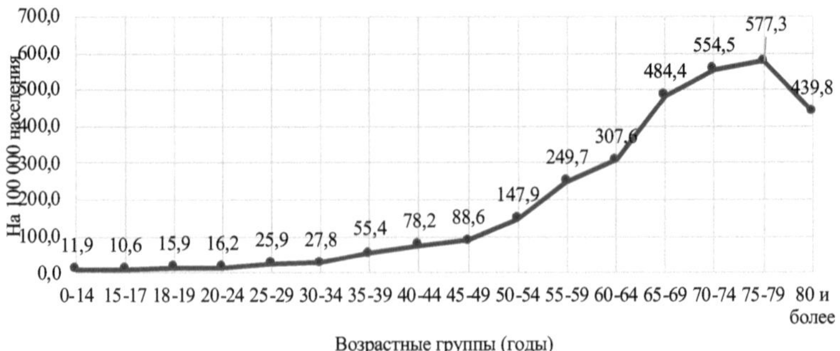

Fig.3.11 Taxas de incidência específicas por idade de neoplasias malignas na população do oblast de Bukhara (por 100 000 habitantes da idade correspondente), 2020.

Há uma tendência para o aumento da incidência de NM nos homens a partir dos 45-49 anos de idade e nas mulheres a partir dos 30-34 anos de idade. O pico de morbilidade nos homens recai sobre os idosos - 80 anos ou mais, e nas mulheres - 75-79 anos (Fig.3.12).

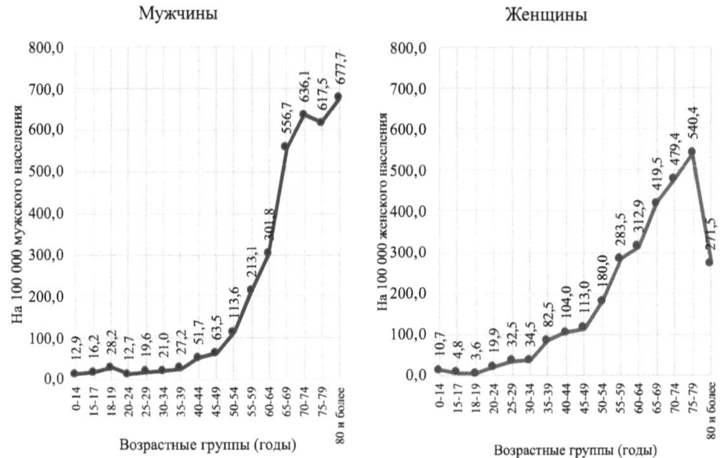

Fig.3.12 Taxas de incidência específicas por idade de neoplasias malignas na população feminina e masculina do oblast de Bukhara (por 100 000 habitantes da idade correspondente), 2020.

Analisando a estrutura da morbilidade oncológica entre todos os novos NM diagnosticados por idade, é de notar que, no oblast de Bukhara, prevaleceram as hemoblastoses (31,6%), os NM cerebrais (10,5%) e os NM ósseos e articulares (8,6%) até aos 30 anos de idade. Na faixa etária dos 30-44 anos, predominavam os NM da mama (29,3%), os linfomas (9,8%) e os NM do cérebro (9,3%). Nos doentes com idades compreendidas entre os 45 e os 64 anos, foram frequentemente registados NM da mama (19,9%), do colo do útero (7,0%) e gástricos (6,8%). Ao mesmo tempo, os NM de pele (11,9%), pulmão (10,1%) e mama (8,0%) foram mais frequentemente registados nos doentes mais velhos, Figuras 3.13-3.14.

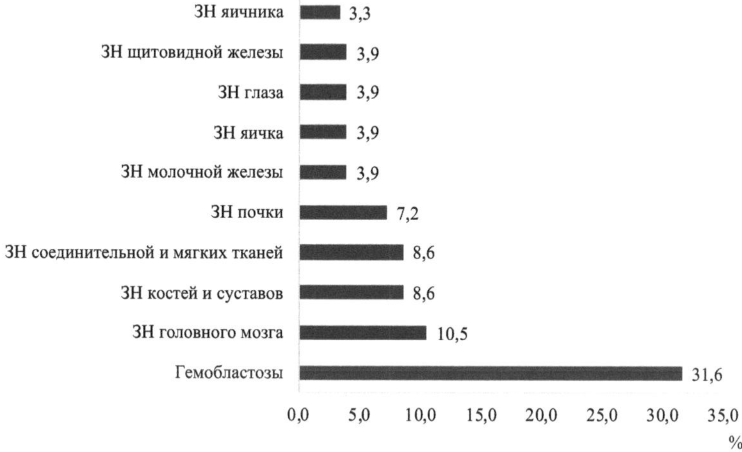

Fig.3.13 Estrutura da morbilidade das neoplasias malignas na população do oblast de Bukhara com menos de 30 anos de idade, %

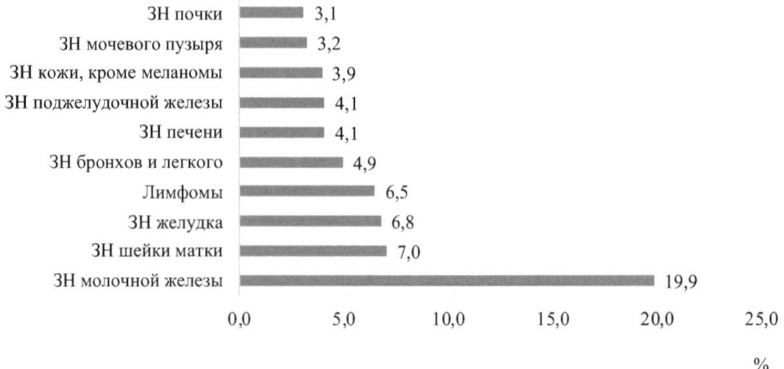

Fig.3.14 Estrutura da morbilidade das neoplasias malignas na população da região de Bukhara na idade de 45-64 anos, %

Nos homens e mulheres com idade inferior a 30 anos, as hemoblastoses foram as mais frequentes, representando 39,7% e 23,0%, respetivamente. De referir que nos homens com idades compreendidas entre os 30 e os 44 anos, prevaleceram o NM cerebral (13,0%), o linfoma (13,0%) e o NM da tiroide (10,1%); nas mulheres, prevaleceram o NM da mama (42,3%), o NM cervical (9,6%) e o linfoma (8,3%), Figura 3.15.

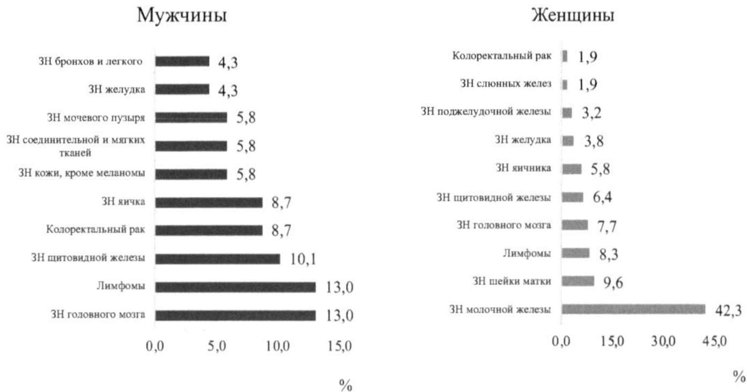

Fig.3.15 Estrutura da morbilidade das neoplasias malignas na população masculina e feminina da região de Bukhara na idade de 30-44 anos, %

Nos homens com idades compreendidas entre os 45 e os 64 anos, foram mais frequentes os NM gástricos (11,0%), pulmonares (8,9%) e linfoma (8,2%), enquanto nas mulheres foram mais frequentes os NM da mama (33,7%), cervicais (12,0%) e linfoma (5,3%), Figura 3.16.

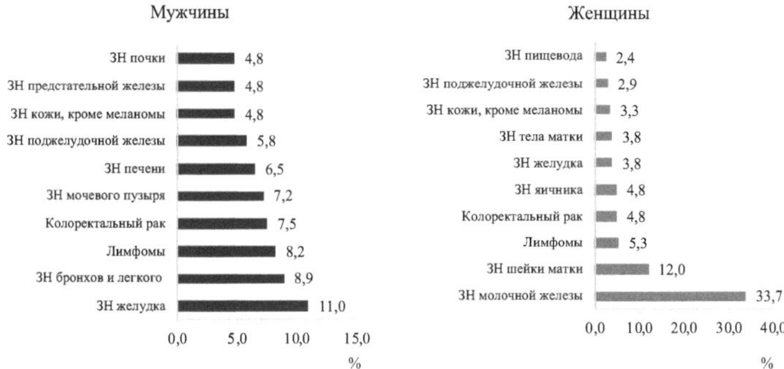

Fig.3.16 Estrutura da morbilidade das neoplasias malignas na população masculina e feminina da região de Bukhara na idade de 45-64 anos, %

No grupo etário dos 65 e mais anos, os NM do pulmão (13,8%), da pele, exceto melanoma (13,4%) e da zona colorrectal (12,7%) foram mais frequentemente registados nos homens, enquanto nas mulheres - NM da mama (18,1%), da pele, exceto melanoma (10,0%) e da zona colorrectal (6,8%). É de salientar que as taxas bastante elevadas de neoplasias da pele (9,1% nos homens e 9,6% nas mulheres) e do cancro colorrectal (13,1% nos homens e 7,2% nas mulheres) determinam o foco das medidas de diagnóstico no grupo etário mais velho.

§ 3.3.3 Análise da taxa de morbilidade das neoplasias malignas por distritos e cidades do oblast de Bukhara

A Figura 3.17 mostra a estrutura da morbilidade por TS entre a população dos distritos e cidades do oblast de Bukhara. A maior parte da população encontrava-se na cidade de Bukhara (18,4%), no distrito de Gijduvan (12,1%) e no distrito de Zhondor (9,6%), enquanto a menor parte se encontrava no distrito de Kagan (4,5%), na cidade de Kagan (4,0%) e no distrito de Karaulbazar (1,0%).

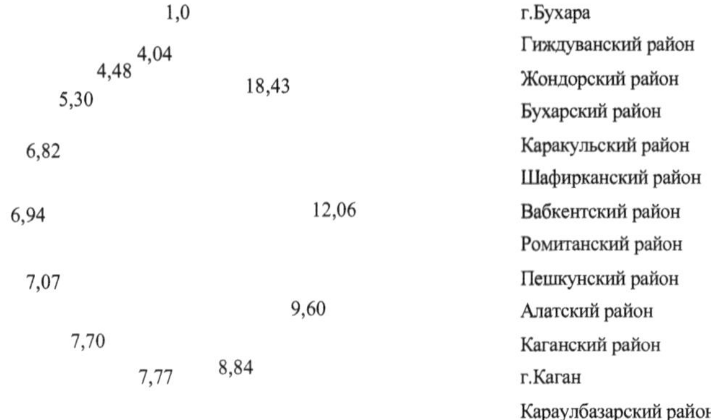

Fig.3.17 Estrutura da taxa de morbilidade por neoplasia maligna dos distritos/cidades do oblast de Bukhara (%), 2020.

As taxas mais elevadas de incidência bruta de NM intensivo foram registadas na cidade de Kagan (104,7 por 100 000 habitantes), na cidade de Bukhara (104,2) e no distrito de Kagan (91,0), enquanto as taxas mais baixas foram registadas nos distritos de Gijduvan (63,0), Shafirkan (69,0) e Karakul (75,1) (Figura 3.18).

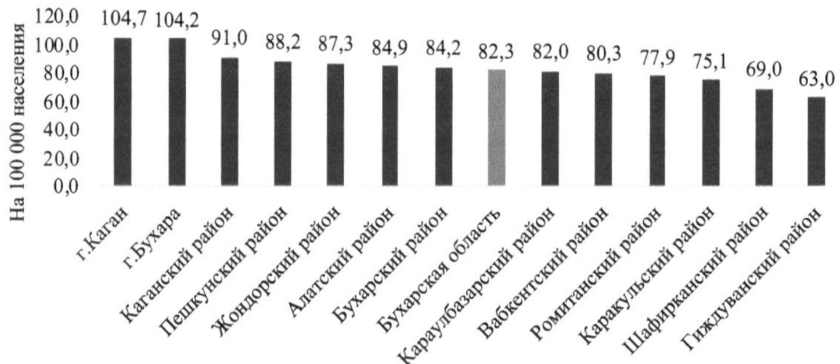

Fig.3.18 Indicadores de intensidade bruta (por 100 000 habitantes) da morbilidade por neoplasia maligna na população do oblast de Bukhara, 2020.

Analisando a distribuição dos doentes por grupos etários no oblast de Bukhara (Quadro 3.2), verificou-se que o maior número de casos registados de NM foi observado na idade de 45-64 anos (44,8%) e 65 anos e mais (31,4%), no total - 76,2%; na idade de 0-17 anos - 4,5%, 18-30 anos - 5,1%, 30-44 anos - 14,2%.

Foi observada uma tendência semelhante na distribuição dos doentes com NM nos distritos e cidades do oblast de Bukhara. No grupo etário 45-64 anos, o peso específico variou entre 54,7% na cidade de Kagan e 33,3% no distrito de Karaulbazar. No grupo etário de 65 anos ou mais, o maior número de doentes com NM foi observado no distrito de Karakul (35,8%) e o menor no distrito de Karaulbazar (20,0%). É de notar que, no distrito de Karaulbazar, a proporção de doentes com idades compreendidas entre os 30 e os 44 anos era de 33,3%, sendo a mais elevada neste grupo etário.

Tabela 3.2.

Peso específico (%) de casos detectados pela primeira vez de neoplasias malignas por grupos etários separados de distritos e cidades da região de Bukhara, 2020.

Bairro/cidade	Repartição por idade, anos (%):				
	0-17	18-29	30-44	45-64	65 +
Região de Bukhara	4,5	5,1	14,2	44,8	31,4
Cidade de Bukhara	3,8	2,7	10,3	47,3	36,0
Distrito de Gijduvan	5,2	3,7	16,2	43,5	31,4
Distrito de Zhondor	3,3	4,6	18,4	41,4	32,2
Distrito de Bukhara	4,3	5,7	12,9	44,3	32,9
Distrito de Karakul	4,9	8,1	11,4	39,8	35,8
Distrito de Shafirkan	6,6	9,0	17,2	46,7	20,5
Distrito de Vabkent	3,6	5,4	11,6	47,3	32,1
Distrito de Romitan	9,1	6,4	13,6	43,6	27,3
Distrito de Peshkun	5,6	5,6	20,4	38,0	30,6
Distrito de Alat	2,4	4,8	13,1	47,6	32,1
Distrito de Kagan	2,8	5,6	7,0	50,7	33,8

Kagan	0,0	3,1	18,8	54,7	23,4
Distrito de Karaulbazar	6,7	6,7	33,3	33,3	20,0

§ 3.3.4 Análise comparativa das taxas de morbilidade normalizadas das neoplasias malignas na população do Oblast de Bukhara

Na República do Usbequistão, até à data, a comparação de dados por regiões do país e as principais localizações de MN baseia-se em indicadores gerais - grosseiros e intensivos, o que frequentemente leva a conclusões erróneas. A obtenção de estimativas exactas é possível com a ajuda de indicadores normalizados, eliminando a composição etária nos grupos comparados. A composição (distribuição etária) de qualquer dos grupos em comparação ou a sua composição média, bem como a distribuição de referência obtida noutros estudos, podem ser tomadas como padrão. Para o cálculo, são utilizados vários padrões populacionais em todo o mundo: o padrão mundial, o padrão europeu, o padrão africano, o padrão truncado e os padrões utilizados nos Estados Unidos - SEER. Além disso, é preciso lembrar que, dependendo do padrão utilizado, obtemos diferentes níveis de indicadores e, ao escolher um padrão populacional, é necessário ter em conta a composição etária da população na população estudada. Existem três métodos de normalização de indicadores: direto, indireto e inverso, cuja escolha depende das metas, objectivos e conjunto de dados do estudo [19, 20].

Neste estudo, foi utilizado o método direto para calcular as taxas de morbilidade padronizadas, tendo como padrão as normas mundiais e africanas (Quadro 3.3).

Tabela 3.3.

Diferentes tipos de padrões de população

Idade por ano	Tipos de distribuição padrão da população			
	Mundo	truncado	Europeu	Africano

0	2,400		1,600	2,000
1-4	9,600		6,400	8,000
5-9	10,000		7,000	10,000
10-14	9,000		7,000	10,000
15-19	9,000		7,000	10,000
20-24	8,000		7,000	10,000
25-29	8,000		7,000	10,000
30-34	6,000	6,000	7,000	10,000
35-39	6,000	6,000	7,000	10,000
40-44	6,000	6,000	7,000	5,000
45-49	6,000	6,000	7,000	5,000
50-54	5,000	5,000	7,000	3,000
55-59	4,000	4,000	6,000	2,000
60-64	4,000	4,000	5,000	2,000
65-69	3,000		4,000	1,000
70-74	2,000		3,000	1,000
75-79	1,000		2,000	0,500
80-84	0,500		1,000	0,300
85 e mais	0,500		1,000	0,200
	100,0	31,000	100,000	100,0

Como se pode ver no Quadro 3.4, a taxa de incidência padronizada calculada segundo a norma mundial (88,7±2,3 por 100 000 habitantes) é ligeiramente superior (p>0,05) à taxa bruta intensiva (82,3±4,1 por 100 000 habitantes), enquanto a taxa de incidência calculada segundo a norma africana (56,7±1,5 por 100 000 habitantes) é significativamente inferior (p<0,001). A variação significativa das taxas normalizadas e brutas intensivas por distritos/cidades do oblast de Bukhara (norma africana - de 46,0 a 64,8 por 100 000 habitantes; norma mundial - de 68,1 a 99,7 por 100 000 habitantes; brutas intensivas - de 63,0 a 104,7 por 100 000 habitantes) e os erros-padrão bastante grandes das taxas são a prova de erros no registo da morbilidade primária da NM.

Tabela 3.4.

Taxas de incidência brutas e normalizadas de neoplasias malignas por distritos/cidades da província de Bukhara, 2020.

Bairro/cidade	Valor bruto			Medida normalizada (Mundo).			Medida normalizada (Africano)		
	total	mari do	espo sas	total	mari do	espo sas	total	mari do	espo sas
Região de Bukhara	82,3	74,2	90,5	88,7	87,0	91,1	56,7	51,8	61,8
Cidade de Bukhara	104,2	90,5	117,7	99,6	99,8	100,0	60,4	55,2	65,7
Distrito de Gijduvan	63,0	51,6	74,8	73,3	65,7	80,9	46,0	39,9	52,2
Distrito de Zhondor	87,3	74,4	100,0	97,3	91,5	103,2	64,0	54,7	73,1
Distrito de Bukhara	84,2	77,9	90,6	92,9	89,2	97,1	57,2	51,5	63,0
Distrito de Karakul	75,1	70,5	79,7	92,7	94,5	91,7	57,7	57,1	58,4
Distrito de Shafirkan	69,0	56,1	82,1	68,1	55,2	81,7	49,4	37,8	61,2
Distrito de Vabkent	80,3	79,9	80,7	90,7	99,8	88,4	57,6	59,7	58,8
Distrito de Romitan	77,9	51,7	104,9	87,8	65,2	112,1	57,4	37,0	78,8
Distrito de Peshkun	88,2	84,8	91,5	99,2	101,8	97,4	64,7	65,2	64,6
Distrito de Alat	84,9	80,7	89,1	96,5	98,0	95,2	60,4	57,9	62,9
Distrito de Kagan	91,0	116,6	65,9	99,7	137,3	67,5	57,7	77,3	40,7
Kagan	104,7	114,2	95,7	94,8	111,3	82,4	64,8	65,9	65,4
Distrito de Karaulbazar	82,0	99,3	65,0	79,1	113,0	47,8	62,3	70,6	53,1

A taxa de incidência bruta intensiva por 100.000 habitantes do sexo masculino no oblast de Bukhara foi de 74,2+2,8 (95% CI: 68,8÷79,6), a taxa padronizada (mundial e africana) foi de 87,0+8,4 (95% CI: 70,3÷103,6) e 51,8+2,1 (95% CI: 43,3÷60,3). Na população feminina: a taxa bruta intensiva foi de 90,5+3,1 por 100.000 habitantes (IC 95%: 84,5÷96,5), a taxa padrão mundial foi de 91,1+6,8 (IC 95%: 77,7÷104,6) e a taxa padrão africana foi de 61,8+2,3 (IC 95%: 54,2÷69,3).

É de salientar que os Estados da Ásia Central se encontram atualmente numa fase de revolução demográfica, caracterizada por uma elevada taxa de natalidade e, consequentemente, um aumento da proporção de pessoas com idades compreendidas entre os 0 e os 17 anos na estrutura etária da população [17]. Assim, a utilização de qualquer um dos padrões populacionais atualmente existentes produzirá sobrestimações ou subestimações dos níveis de morbilidade, que devem ser tidas em conta na realização de estudos epidemiológicos.

§ 3.3.5 Análise da formação dos estádios dos casos primários de neoplasias malignas na população do oblast de Bukhara

A classificação TNM para tumores malignos foi proposta pela primeira vez por P. Denoix em 1943-1952. Já em 1958, a União Internacional Contra o Cancro (UICC) emitiu as primeiras recomendações sobre a classificação TNM dos tumores malignos da mama e da laringe e, em 1978, a primeira edição da classificação TNM para todos os tumores malignos. Posteriormente, esta classificação foi revista várias vezes e a versão atual mais recente é a classificação TNM da 8ª revisão e, para algumas formas nosológicas, a 9ª revisão.

O TNM e o estádio clínico, que são estabelecidos aquando do diagnóstico confirmado, não se alteram independentemente da regressão/progressão do processo tumoral. O TNM e o estádio clínico são recolhidos para cada localização do MN sob a forma de uma tabela. É de salientar que o estádio clínico é um dos principais factores que determinam a escolha da tática e do tipo de tratamento.

Existe também uma classificação patológica - pTNM, que se baseia nos resultados do tratamento cirúrgico e do exame histológico. A utilização da pTNM permite uma determinação mais exacta do estádio da doença de MN [2, 37, 59].

Para avaliar a correspondência entre o TNM e os estádios clínicos, foi analisada a documentação primária de 824 doentes que sofriam de NM (os mais frequentes na estrutura da morbilidade oncológica no oblast de Bukhara, Tabela 3.5). Foram tomadas como base as normas de diagnóstico e tratamento de neoplasias malignas no Uzbequistão, na Federação Russa, na República da Bielorrússia, na ESMO e na NCCN, onde é indicada a 8.ª edição do TNM de MN [37].

Tabela 3.5.

Estrutura geral da morbilidade das neoplasias malignas na população da região de Bukhara, 2020.

Localização do MN	Casos detectados pela primeira vez	%
Glândula mamária	253	16,0
Cancro colorrectal	104	6,6
Estômago	95	6,0
Pele (exceto melanoma)	93	5,9
Luz	90	5,7
Colo do útero	80	5,1
Pâncreas	56	3,5
Fígado	53	3,3
Outros	760	48,0
Total:	1584	100,0

Após a análise de 824 casos de NM recentemente registados no oblast de Bukhara, verificou-se que em 96 (11,7%) casos o estádio estava incorretamente determinado. É de salientar que as maiores discrepâncias foram observadas no estadiamento do NM do pâncreas (32,1%), do cancro colorrectal (18,3%) e do NM do fígado (15,1%), Tabela 3.6. O erro mais frequente (46,9%) no estabelecimento do estádio clínico da doença foi a utilização do valor numérico da categoria T (classificação TNM) como indicador do estádio.

Quadro 3.6

Número de incompatibilidades entre TNM e estádios clínicos de localizações individuais de neoplasias malignas, região de Bukhara, 2020.

Localização	Incompatibilidade entre os estádios TNM e clínicos (abs.num.)	% de casos de primeira vez
Glândula mamária	14	5,5
Cancro colorrectal	19	18,3

Estômago	13	13,7
Pele (exceto melanoma)	10	10,8
Luz	10	11,1
Colo do útero	4	5,0
Pâncreas	18	32,1
Fígado	8	15,1
Total de erros	96	11,7

Ao estudar as inconsistências no estadiamento clínico no oblast de Bukhara, podemos concluir que a maioria dos erros ocorreu nos estadios III (54,2%) e II (31,3%). Ou seja, em vez do estádio II e IV, o estádio III foi diagnosticado em 40,6% e 12,5% dos casos. O mesmo se passa com o estádio II, em vez do estádio III e IV, o estádio II foi diagnosticado em 18,8% e 5,2% dos casos (Tabela 3.7).

Quadro 3.7

Número de incompatibilidades entre o TNM e os estádios clínicos dos casos de neoplasia maligna na população da região de Bukhara, 2020.

Fase corrigida	Fase primária	Discrepância entre o estádio clínico e o estádio TNM (número absoluto)	%
I	II	7	7,3
	III	1	1,0
II	I	3	3,1
	III	39	40,6
III	II	18	18,8
	IV	11	11,5
IV	II	5	5,2
	III	12	12,5
Total:		96	100,0

Considerando os estadios clínicos e TNM por distritos/cidades da região de Bukhara, verificou-se que a maior proporção de discrepâncias se registou nos distritos de: Bukhara city (20,8%), Gijduvan (13,5%), Zhondor (12,5%), Bukhara (11,5%) e Shafirkan (9,4%) - um total de 67,7% de todas as discrepâncias (Figura 3.19).

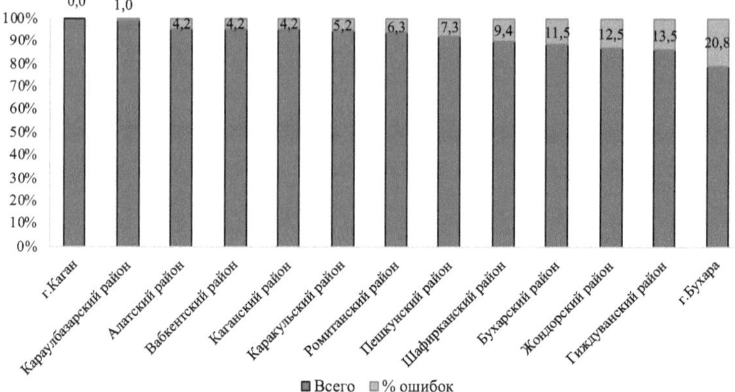

Figura 3.19 Percentagem de discrepâncias entre os estádios da doença nos distritos/cidades da província de Bukhara, 2020.

Resumo

A análise da organização dos serviços de oncologia na região de Bukhara mostrou que, apesar de 100% dos postos de trabalho em oncologia na secção do RSNPMCRC, há falta de especialistas em oncologia nos serviços distritais. A incidência de MN no oblast de Bukhara foi de 82,3 por 100.000 habitantes. As principais posições na estrutura da morbilidade por cancro foram ocupadas por doenças da mama, colorrectais e do estômago. Existem também algumas diferenças na estrutura da morbilidade em diferentes grupos etários: no grupo etário até aos 30 anos, a hemoblastose, o NM do cérebro, dos ossos e das articulações são mais caraterísticos, na idade de 30-44 anos - NM da mama, linfoma e cérebro, e em idades mais avançadas - NM da pele, pulmão e mama.

A análise da documentação primária indica uma série de deficiências no preenchimento dos resumos de alta, das notificações e dos protocolos de negligência, nomeadamente: codificação do diagnóstico (CID-10), estadios da doença (tanto clínicos como TNM), grupo clínico.

Um estadiamento correto desempenha um papel importante na seleção dos métodos de tratamento. Com base na análise dos dados apresentados, podemos concluir que, em 11,7% dos casos, as tácticas de tratamento podem ter sido incorretamente selecionadas. O pTNM desempenha um papel importante na determinação do tratamento posterior, que não pode ser analisado devido à ausência de um registo de cancro de base populacional. Além disso, o estadiamento da doença de acordo com a classificação clínica geralmente aceite (I-IV) na região de Bukhara é efectuado sem especificação de letras (Ia-c, IIa-c, etc.), o que também desempenha um papel importante na escolha do tratamento adequado.

A análise comparativa das taxas de morbilidade normalizadas da ST no oblast de Bukhara mostrou que, quando se utiliza a norma mundial, a taxa normalizada é ligeiramente superior à taxa bruta intensiva, enquanto a taxa de incidência calculada de acordo com a norma africana é significativamente inferior à taxa bruta intensiva. A grande variação nas taxas de intensidade padronizada e bruta, bem como os erros padrão bastante grandes das taxas, indicam algumas imprecisões no sistema de registo do MN disponível. Na ausência do registo Kancer e na presença de erros no registo dos casos primários de NM, justifica-se a utilização de indicadores normalizados (padrão mundial) para avaliar a situação oncoepidemiológica no país, bem como na análise comparativa das taxas de morbilidade com outros países do mundo.

CAPÍTULO IV. ASPECTOS METODOLÓGICOS DO REGISTO CANZER DA POPULAÇÃO

O principal objetivo do RCT na RUzb é manter registos personalizados com acompanhamento regular de um doente com MN, bem como manter registos de casos de MN recentemente detectados e manter informações sobre o tratamento ministrado.

Os objectivos do SCR também incluem:

1. Registo dos casos de NM e sua posterior conclusão, ou seja, informações sobre o tratamento - adesão correta às normas e protocolos de tratamento, diagnóstico - diagnóstico e dispensário corretos. Controlo da qualidade dos dados introduzidos.

2. Pesquisar e efetuar análises dos dados disponíveis, seguidas da elaboração de vários relatórios.

3. Generalização das informações do RPC para a formação de estatísticas estaduais para posterior envio ao Ministério da Saúde.

4. Elaboração de compilações estatísticas analíticas anuais do serviço de oncologia.

5. Realização de programas de investigação científica, epidemiológica e governamental necessários para melhorar os cuidados oncológicos no país.

6. Proteger e manter os dados existentes e retrospectivos no SCR.

7. Oportunidades para a investigação científica internacional.

A parte básica do RCT da RUzb são os gabinetes dos oncologistas distritais das RMO/GMO. A partir do gabinete do oncologista distrital, os dados pessoais sobre os casos de TS são enviados para as delegações regionais do RNNPMCHC&R.

Nas delegações regionais da RSPMCoIR, o CTR RUzb funciona sob a forma de gabinetes de registo, com base em departamentos organizacionais e metodológicos.

A nível republicano, o RPC da RUzb é, por sua vez, um departamento do Centro de Prevenção do Cancro, que faz parte do Centro de Prevenção do Cancro. Este departamento tem por missão controlar a atividade dos registos regionais de cancro, elaborar e apresentar relatórios ao Ministério da Saúde da RUzb, avaliar o estado do serviço oncológico, planear as actividades anticancerígenas nas regiões e em toda a república, avaliar a situação onco-epidemiológica em cada região, planear a compra de medicamentos e equipamento médico dispendiosos, realizar regularmente seminários de formação para o pessoal médico sobre os requisitos internacionais de registo e inscrição de oncologistas. Com base nisto, foi desenvolvida a estrutura do RPC.

§ 4.1 Estrutura do registo canzer da população

Existem 5 secções principais no sistema PKR:

➢ Procurar - secção para procurar um doente no índice de cartões de acordo com os parâmetros especificados.

➢ Novo doente - secção para criar um cartão de novo doente

➢ Listas - secção para visualizar e criar listas de doentes e trabalhar com rascunhos.

➢ Estatísticas - secção para a construção de estatísticas estatais e relatórios estatísticos arbitrários em conformidade com os requisitos internacionais.

➢ Administração - secção para gerir o sistema PKP (contas de utilizador, direitos e funções).

§4.2 Pesquisa por secção

O sistema de registo implementou a capacidade de pesquisar as seguintes secções:

✓ Pesquisa por nome completo

✓ Recuperação de informação

✓ Pesquisa regulamentada

*Listas adicionais para analisar na base de dados (*dependendo da função, podem estar disponíveis tipos adicionais de pesquisas regulamentadas para analisar na base de dados):

- ✓ Erro de patronímico
- ✓ Data de nascimento incompleta
- ✓ Incompleto m/w no momento do diagnóstico
- ✓ A figura no texto da operação

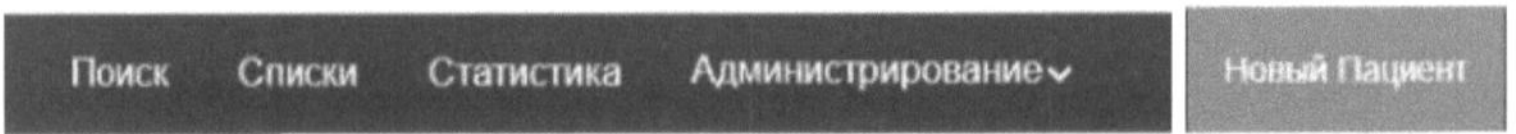

Para comodidade dos utilizadores, foram implementadas duas opções para pesquisar e introduzir informações no PKR:

-Os campos sem botões (por exemplo, apelido, nome próprio, patronímico, número do cartão de utente) destinam-se à introdução manual de dados.

-Os campos de botão implicam a introdução manual de dados e a seleção de uma variante da lista pendente e a seleção a partir dos diretórios do sistema.

§ 4.3 Criar um novo doente

Qualquer registo de um doente com cancro na base de dados PCP é composto pelas seguintes secções

1. Parte do passaporte
2. Diagnósticos
3. Tratamento
4. Recorrências e metástases
5. Informações sobre negligência
6. Grupos clínicos

7.	Notas sobre os controlos médicos

Parte do passaporte

Na secção Passaporte, são introduzidas informações pessoais e demográficas básicas sobre o doente. É de salientar que o sistema tem campos obrigatórios e facultativos, estando os primeiros assinalados com um "*":

*I.	Identificação*

✓	Campo - N.º do cartão de ambulatório

✓	Campo - Apelido *

✓	Campo - Nome *

✓	Campo - Patronímico

✓	Campo - Data de nascimento *(dd.mm.aaaa)

✓	Campo - PINFL *

✓	Campo - Sexo * (masculino/feminino)

✓	Campo - Situação atual (Vivo/Morto devido a complicações do tratamento/Morto devido a doença subjacente/Desaparecido/Diagnóstico não confirmado/Descontinuado devido ao termo do período de acompanhamento)

II. Local de residência

✓	Campo - Residente* (cidade/aldeia);

✓ Campo - Código SOATO * (Sistema de designação do objeto administrativo-territorial);

✓ Campo - Mahalla / rua / avenida / quarteirão / beco* (selecionado pela lista de classificadores SOATO);

✓ Campo - Início

✓ Campo - Hull

✓ Campo - Apartamento

✓ Campo - Código postal

✓ Campo - Números de telefone *

✓ Campo - Email

III. Outras informações

✓ Campo - Grupo étnico / Nacionalidade *

✓ Domínio - Educação (ensino básico/secundário/superior)

✓ Domínio - Profissão (diretório das profissões registadas na República do Usbequistão)

✓ Domínio - Nacionalidade

✓ Campo - Data de registo* (dd.mm.aaaa)

✓ Domínio - RMO/HMO (diretório de instituições médicas registadas na República do Usbequistão)

✓ Campo - Grupo de deficiência (1, 2, 3, criança com deficiência)

✓ Campo - Dispensário registado noutra RMO/GMO (registado pela primeira vez/registado noutra RMO/GMO)

IV. Informações sobre o desgaste (morte)

✓ Campo - Data de eliminação* (dd.mm.aaaa)

✓ Campo - Fonte de informação sobre a eliminação* (classificador local)

✓ Field - Destination (diretório de instituições médicas registadas na República do Usbequistão, nos países da CEI, no estrangeiro próximo e distante)

✓ Campo - Causa de morte (referência completa da CID-10)

✓ Campo - Presença de adulteração (sim/não)

Diagnósticos

Na secção "Diagnoses" (Diagnósticos), são introduzidas informações sobre os diagnósticos do doente e as datas da sua realização. Se forem detectados vários tumores (síncronos, metacrónicos) no doente, a informação sobre cada diagnóstico é introduzida separadamente:

✓ Campo - Código ICD-10* (referência ICD-10 C00-C96, D00-D09)

✓ Campo - Data do diagnóstico* (dd.mm.aaaa)

✓ Campo - Data de anulação do diagnóstico (dd.mm.aaaa)

✓ Campo - Indicação de emparelhamento (Nenhum/Esquerda/Direita/Obi-Orgãos/Desconhecido)

✓ Campo - Gravidez aquando do diagnóstico (sim/não)

✓ Campo - Fontes de informação sobre o diagnóstico (lista das principais formas)

✓ Campo - proveniência da informação (diretório de instituições médicas registadas na República do Usbequistão)

✓ Campo - Local de residência no momento do diagnóstico (SOATO - Sistema de designação do objeto administrativo-territorial)

✓ Campo - Estádio* (0, I, II, III, IV, indefinido)

✓ Domínio - Fase final (após um exame completo num prazo de 3 meses)

✓ Campo - Refinamento da fase (a, b, c, d, E, S)

✓ Campo - cT (Classificação TNM 8ª revisão, 2017)

✓ O campo é cN (Classificação TNM 8ª revisão, 2017).

✓ Campo - cM (Classificação TNM 8ª revisão, 2017)

✓ Campo - pT (Classificação TNM 8ª revisão, 2017)

✓ Campo - pN (Classificação TNM 8ª revisão, 2017)

✓ Campo - rM (Classificação TNM 8ª revisão, 2017)

✓ Domínio - Pluralidade* (Principal/Não Principal)

✓ Campo - Condições de deteção* (Auto-declarado / Detectado no serviço Onco-Nazorat / durante outros tipos de exames profissionais / durante exames profissionais paralelos / durante o rastreio / Registado a título póstumo com um diagnóstico estabelecido em vida / Registado a título póstumo sem autópsia / Registado a título póstumo após autópsia)

✓ Campo - Método de confirmação* (Histológico/ Citológico - hematológico/ Endoscópico/ Radiológico/ Apenas clínico/ Isotópico/ Ultrassom/ Oncomarcadores/ Mielograma)

✓ Campo - Morfologia da CID-O-3 (Diretório morfológico da CID-O-3)

✓ Campo - Grau de diferenciação * (Alto/Médio/Baixo/Indiferenciado/Células T/Células B/Células 0/Células NK/Células desconhecidas)

✓ Campo - Data do exame morfológico (dd.mm.aaaa)

✓ A secção Diagnósticos contém fragmentos: Informações gerais sobre o diagnóstico, dados sobre as investigações efectuadas (IHC específico/não específico, genética molecular), Recorrências e metástases, Informações sobre negligência e Consiliums médicos.

✓ Campo - CID-O-3 morfologia final, após intervenção cirúrgica (guia de morfologia CID-O-3)

✓ Campo - Grau de diferenciação final, após a cirurgia* (Alto/Médio/Baixo/Indiferenciado/Células T/Células B/Células 0/Células NK/Células desconhecidas)

✓ Campo - Data do exame morfológico final, após a cirurgia (dd.mm.aaaa)

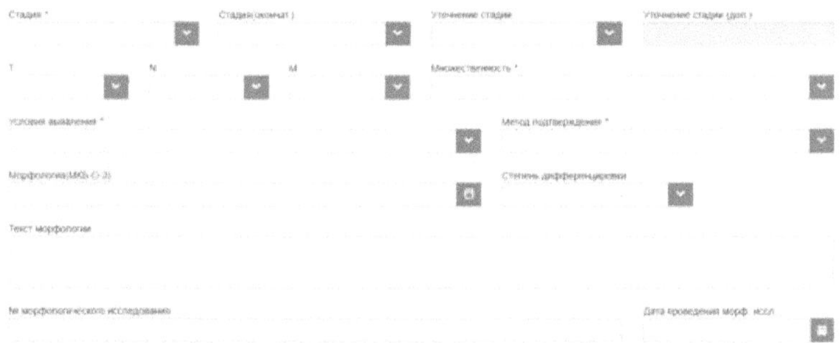

Achados imunohistoquímicos (IHC).

Esta secção apresenta os resultados dos testes IHC específicos e não específicos. Os ICG específicos incluem estrogénio, progesterona, HER2 neu, Ki 67, PD-L1.

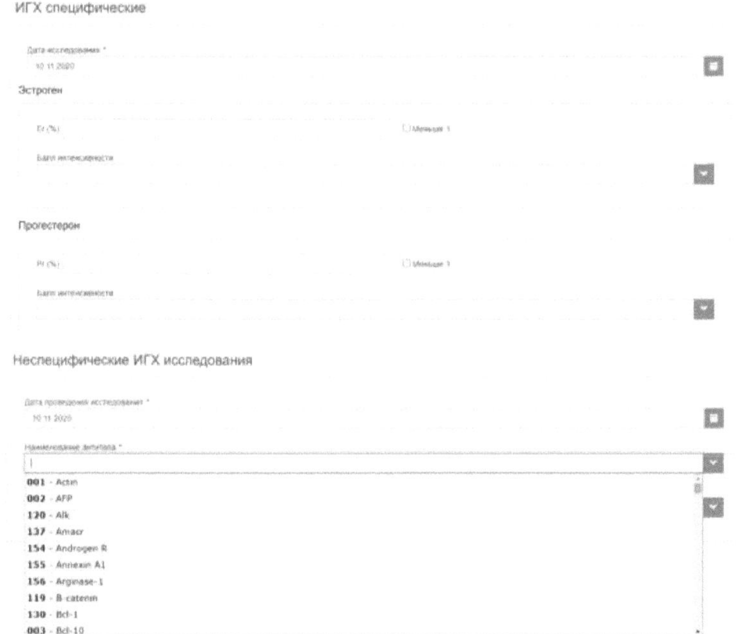

Resultados de estudos de genética molecular.

No caso de estudos de genética molecular, devem ser preenchidos os seguintes campos:

✓ Campo - Data do estudo* (dd.mm.aaaa)

✓ Método de estudo (FISH/ Sequenciação/ PCR/ Análise de fragmentos/ desconhecido)

✓ Variante de doença genética (Mutação / Amplificação / Co-deleção / Translocação / Reassortment / Desconhecida)

✓ Resultado (detectado/não detectado)

✓ Gene (ensaio)

Arquivo

As subsecções do arquivo permitem conservar os registos em caso de alteração do nome do doente, da morada, da sucursal, bem como acompanhar as chamadas do doente para a sucursal, o arquivo dos registos ambulatórios

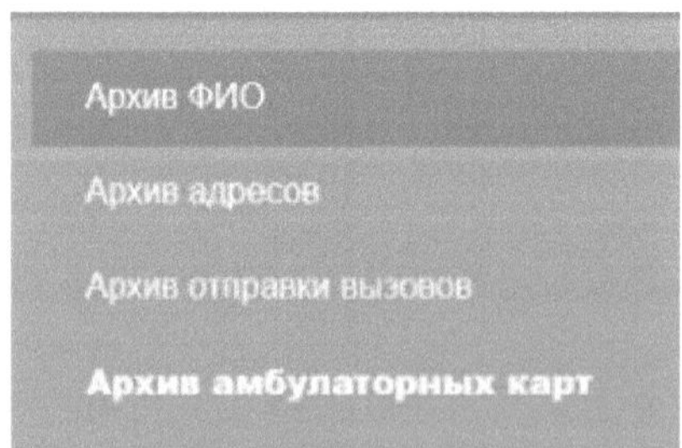

Tratamento

A secção "Tratamento" destina-se a introduzir informações sobre o tratamento efectuado de acordo com o(s) diagnóstico(s).

Para um mesmo diagnóstico, podem ser administrados vários tipos e naturezas de tratamento.

Nota: Os cursos de tratamento podem sobrepor-se se um tratamento for em regime de internamento e o outro em regime ambulatório. Neste caso, não é possível sobrepor 2 cursos de tratamento em regime de internamento.

Cada fragmento de tratamento é preenchido numa secção separada - Informações gerais sobre o tratamento:

Campo - Data de início do tratamento* (dd.mm.aaaa)

Campo - Data de conclusão do tratamento (dd.mm.aaaa)

Campo - Informação sobre o tratamento (Sem informação / tratado em ambulatório / tratado em regime de internamento)

Domínio - Natureza do tratamento * (Sem tratamento/ Radical/ Paliativo/ Sintomático/ Reabilitação/ Radical incompleto/ Profilático/ Investigação/ Para outras doenças/ Para complicações)

Campo - Tipo de tratamento especial * (Não efectuado/Cirúrgico/ Radioterapia à distância/ Radioterapia de curta focagem/ Radioterapia de curta focagem/ Radioterapia combinada: Cont.+distante/ Radioterapia combinada: Cont.+ Raio X/ Quimioterapia (hormonal)/ Cirúrgico+radioterapia à distância/ Cirúrgico+radioterapia de curta focagem/ Cirúrgico+radioterapia de curta focagem/ Cirúrgico+radioterapia combinada/ Cirúrgico+radioterapia de contacto/ Cirúrgico+quimioterapia (hormonal).Radioterapia/Cirurgia+radioterapia combinada/Cirurgia+radioterapia de contacto/Cirurgia+quimioterapia (hormonal)/Quimiorradioterapia complexa/ Cirurgia+radiação+radiação+quimioterapia (hormonoterapia)/Radiofármacos/Radioterapia de contacto/Outros tipos de   tratamento/Cirurgia+radiofármacos/Radioterapia combinada:Radioterapia à distância+Radioterapia)

Campo - Tipo de organização de cuidados de saúde (com/sem centros de cancro)

Campo - Local de tratamento (local de tratamento de acordo com o diretório de instituições médicas RUzb)

Campo - Motivo do tratamento incompleto (recusa do tratamento especial pelo doente/ Contraindicação para o tratamento especial/ Doente incurável/ Observação dinâmica/ Observação ativa)

Tratamento cirúrgico

É obrigatória a informação sobre cada intervenção cirúrgica: a natureza da operação, a data da operação e a codificação da operação (de acordo com o livro de referência das intervenções cirúrgicas para doentes oncológicos).

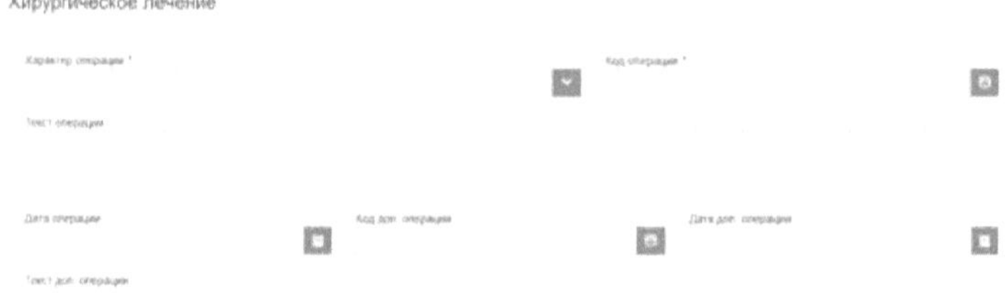

Tratamento de quimioterapia

Todos os medicamentos utilizados no tratamento de quimioterapia na RUzb são introduzidos na base de dados de acordo com o livro de referência de medicamentos aprovado. Além disso, os campos: Dose total do medicamento, Unidade de medida, Método de administração e Data de administração.

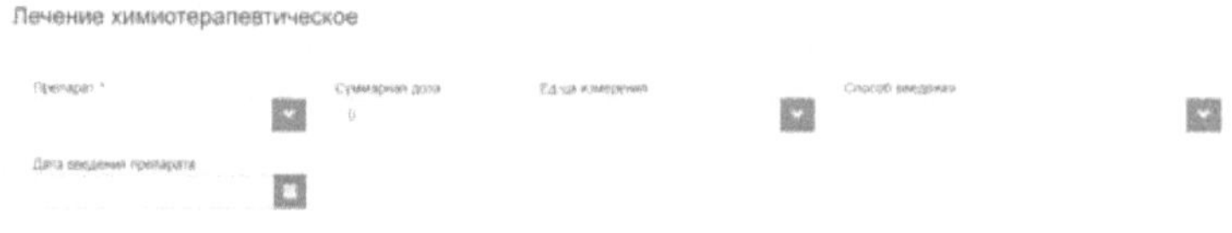

Tratamento por radiação (máquinas)

Em Tratamento por radiações (dispositivos) - são preenchidos os dados obrigatórios: Natureza, Tipo de exposição, Zona de exposição e Dose total. Os dados adicionais desta secção são: Modificador, Órgão, Dose única e Dose equivalente.

Ao preencher o campo "Natureza*", é necessário selecionar a natureza da exposição à radiação no diretório: Pré-operatório / Intra-operatório / Pós-operatório / Auto-operatório radical / Auto-operatório paliativo / Auto-operatório sintomático / Pré e pós-operatório / Profilático (anti-rejeição).

O campo "Exposure type*" (Tipo de exposição*) é preenchido de acordo com a exposição à radiação utilizada: Remote / Radiotherapy / Intracavitary / Intrathecal / Intrathecal / Application / Intraluminal.

No campo "Área de exposição*" indica o que é visado: Foco principal / MTS regional / MTS distante / Foco principal + áreas de MTS regional / Foco principal + áreas de MTS regional + áreas de MTS distante / MTS distante possível.

Ao preencher o campo "Modificadores", é necessário indicar qual o modificador utilizado: Radioprotectores / Radiossensibilizadores / Hipertermia local por micro-ondas / Baroterapia / Hipertermia geral + hiperglicemia artificial + poliquimioterapia.

O campo "Órgão" é preenchido para especificar a área de irradiação da MTS distante: Gânglios linfáticos / Ossos / Fígado / Pulmão (pleura) /

Cérebro / Ovário / M/tecidos / Glândula suprarrenal / Outros órgãos / Peritoneu

Tratamento por radiação (produtos radiofarmacêuticos)

Ao tratar o doente com radiofármacos, o campo "Radiofármaco*" deve ser preenchido: Brom-82 * Gálio-67 / Gálio-52 / Ferro-59 / Ouro-198 / Índio-111 / Irídio-192 / Itérbio-169 / Ítrio-90,91 / Iodo-113 / Iodo-125 / Iodo-131 / Potássio-42 / Potássio-43 / Cálcio-47 / Cobalto-58 / Cobalto-60 / Xénon-133 / Cobre-64 / Metastrona / Sódio-24 / Mercúrio-197 / Ruténio-106 / Selénio-75 / Estrôncio-85 / Estrôncio-87M / Estrôncio-89 / Estrôncio-90 / Tecnécio-99M / Trítio / Fósforo-32 / Flúor-18 / Crómio-61 / Césio-137. O campo "Data de administração do medicamento" (dd.mm.aaaa) e o campo "Dose" (Gbc) também são preenchidos.

Outros impactos

Outros tratamentos incluem: Hipertermia / Hiperglicémia / Magnetoterapia / Terapia fotodinâmica / Oblação por radiofrequência (RFA) / Quimioterapia local / Exposição a laser (TTT) / Eletrocoagulação / Lise eletroquímica / Ablação por micro-ondas (MWA) / Irradiação sanguínea por laser B/v (BLI) / Injeção de células dendríticas / BMC Mirena / Terapia CAR-T / Terapia de substituição sanguínea.

O tipo de exposição selecionado é introduzido no campo "Tipo de exposição*" e os campos "Data de início da exposição" (dd.mm.aaaa) e "Data de fim da exposição" (dd.mm.aaaa) são preenchidos.

Recorrências e metástases

A secção "Recidivas e metástases" destina-se à introdução de dados relevantes para cada deteção de recidiva ou metástases da doença (progressão da doença). Ao preencher o campo "Processo ocorrido*", é necessário especificar que processo foi registado: Recidiva / Metástases regionais / Metástases à distância / Recidiva bioquímica / Progressão do processo / Processo de disseminação local / Transformação. No caso de metástases regionais ou à distância, é necessário preencher o campo "Área da lesão": Gânglios linfáticos / Osso / Fígado / Pulmão (pleura) / Cérebro / Ovário / Tecidos moles / Glândula suprarrenal / Outros órgãos / Peritoneu.

Informações sobre negligência

A secção "Informações sobre a negligência" destina-se a introduzir os dados pertinentes quando o doente tem doença em fase III-IV das localizações visualmente acessíveis e em fase IV de todos os MN.

O campo "Data dos primeiros sinais" (dd.mm.aaaa) é preenchido a partir dos dados da anamnese. No campo "Causa da negligência" é indicada a razão principal pela qual a doença foi detectada de forma negligenciada, depois de cada caso ter sido discutido numa conferência médica e de ter sido preenchido o protocolo correspondente: Exame incompleto do doente / Erro no diagnóstico clínico / Erro no diagnóstico radiológico / Erro no diagnóstico cito-morfológico / Exame prolongado do doente / Evolução oculta da doença / Pedido de ajuda intempestivo do doente / Recusa do doente em ser examinado / Erros no tratamento de doentes com patologia crónica no dispensário / Protocolo não resolvido na conferência médica.

No campo "Motivo do diagnóstico tardio*", indicar o motivo principal, que foi determinado na conferência médica, tendo em conta a categoria a que o doente pertence de acordo com as classes de dispensários, a frequência das visitas aos cuidados de saúde primários (com queixas/sem queixas), etc..: Pessoas sujeitas a exames médicos. Violação das condições do dispensário / Pessoas sujeitas a exames médicos. Exame incompleto / Pessoas sujeitas a exames médicos. Erro de diagnóstico / Doentes (doenças benignas, pré-cancro). Violação das condições do exame médico / Doentes (doenças benignas, pré-cancro).

Exame incompleto / Doentes (doenças benignas, pré-cancro). Erro de diagnóstico / Encaminhamento com queixas. Não foi efectuado qualquer exame / Encaminhamento. Exame incompleto / Queixa. Erro de diagnóstico / Encaminhamento sem queixas. Não foi efectuado qualquer exame / Recurso sem queixas. Exame incompleto / Recurso sem reclamações. Erro de diagnóstico / Recusa de exame por parte do doente / Forma de neoplasia rapidamente progressiva / O protocolo não foi analisado.

Nota: O bloco adicional Informações sobre encaminhamento para outras organizações de cuidados de saúde aparece quando são fornecidas informações sobre negligência.

Grupos clínicos

A secção "Grupos clínicos" contém informações sobre os grupos clínicos do paciente (2, 3, 4). Quando se transfere um doente de um grupo clínico para outro, esta secção deve ser sempre preenchida.

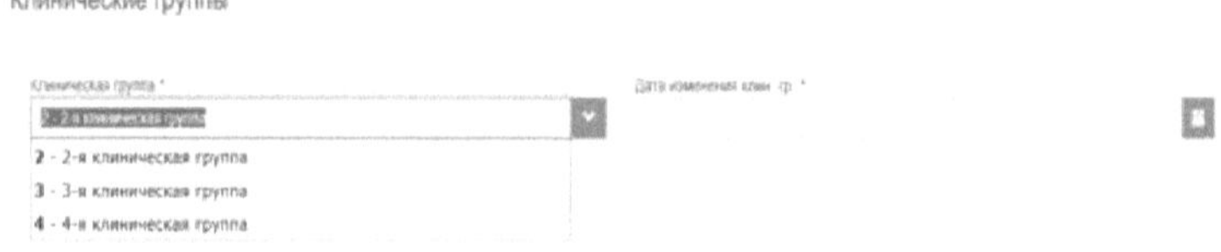

Notas sobre os controlos médicos

A secção "Notas de dispensário" pode ser preenchida automaticamente após a adição do tratamento, se o valor no campo Informações sobre o tratamento for Ambulatório ou Internamento e a data de adição do tratamento for superior à data da última nota de dispensário. Se a aparência do doente tiver sido marcada ou se o seu destino tiver sido especificado após a conclusão do último tratamento - a marca do dispensário é preenchida manualmente:

Campo - Data do último contacto* (dd.mm.aaaa)

Campo - Nota de contacto (Recusa do doente em vir ao balcão / Dirigiu-se ao balcão para fazer um check-up / Recebeu informações do estabelecimento de saúde do local de residência / Dirigiu-se ao estabelecimento de saúde para fazer um check-up por uma equipa de visita / Dirigiu-se à CMPCN para fazer um check-up / Dirigiu-se a outro estabelecimento de saúde para fazer um check-up / Recebeu informações do balcão de informações / Recebeu informações de familiares / Dirigiu-se ao balcão para internamento / Visita ao domicílio / Exame médico distrital)

Campo - Onde o doente se reportou (selecionado pelo classificador da lista de instituições médicas).

Campo - Data de controlo (dd.mm.aaaa)

Campo - Forma de controlo (Exame no serviço de oncologia / Observação no serviço de saúde do local de residência / Exame no serviço de saúde por uma equipa itinerante / Exame no RSNPMCHC / Exame noutro serviço de saúde / Tratamento hospitalar no serviço de oncologia).

Editar um registo de doente

É possível editar ou apagar qualquer cartão do sistema PCP. Também é possível acrescentar dados adicionais sobre tratamentos, exames de controlo, segundo tumor, etc. No entanto, a edição do cartão é limitada, dependendo dos direitos de acesso do utilizador.

Rascunhos

O sistema deve tratar a ficha do doente como um rascunho se existirem determinados erros (grosseiros e não grosseiros):

-Não existem   grupos clínicos

-Condições de   deteção 0-4

    -Data em branco   do estabelecimento do diagnóstico

Todos os projectos do sistema estão contidos numa secção separada e não são incluídos nos cálculos estatísticos. São visíveis em pesquisas e listas. Após a correção dos erros e a gravação das alterações efectuadas, o registo do doente é transferido para o sistema geral.

§4.4 Geração de listas

A secção Listas permite-lhe armazenar conjuntos de fichas de doentes oncológicos organizados por alguma caraterística e navegar rapidamente entre eles.

Esta secção é composta por três subsecções:

-As minhas listas - listas criadas pelo utilizador.

-Listas disponíveis - listas criadas por outros utilizadores do sistema, que são marcadas como "Lista pública" e estão disponíveis para visualização.

-Todas as listas - todas as listas a que o utilizador tem acesso.

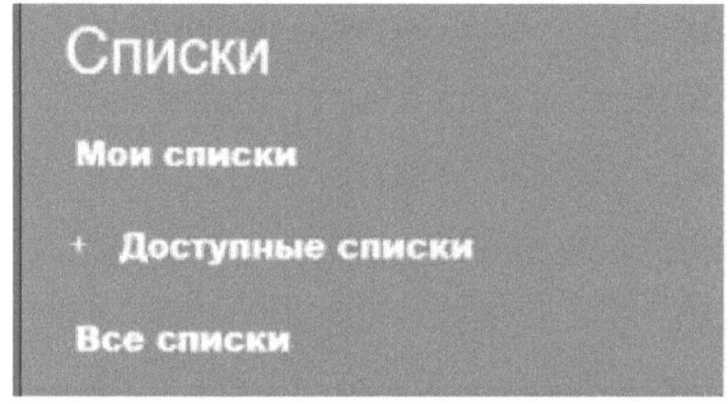

Modos de visualização de listas

Os modos de visualização da lista permitem-lhe mudar a lista para um modo ou outro:

-Pacientes - implica uma lista de todos os pacientes sem casos

-Casos - permite ver todos os casos de cada doente oncológico, ou seja, se um cartão contiver vários registos que satisfaçam as condições de formação da lista, o sistema apresentará duas vezes as informações relativas a esse cartão.

-Duplicados - o sistema só apresentará doentes que contenham 2 ou mais casos (primário-múltiplo), com um doente apresentado numa linha.

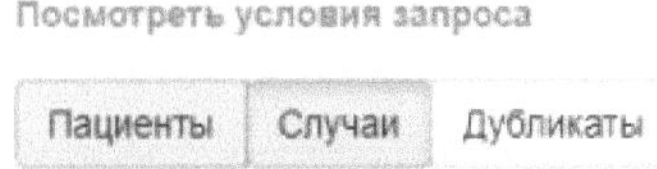

Condições da lista

Quando uma lista é criada com base num resultado de pesquisa, as seguintes condições podem ser visualizadas quando a lista é guardada:

-Nome da lista;

Nome da tabela de listas (para Investigador, Administrador e Super Administrador);

-Consulta SQL   pela qual foi gerada (para Super Administrador);

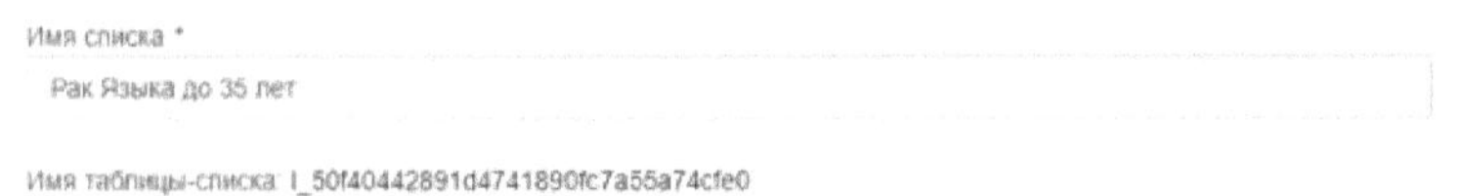

Trabalhar com uma lista

Existem várias funções básicas de tratamento de listas implementadas no sistema PKR:

> ***Criar listas***

Criar uma lista simples

Procurar com base numa lista (já criada)

Cópia de condições de pesquisa

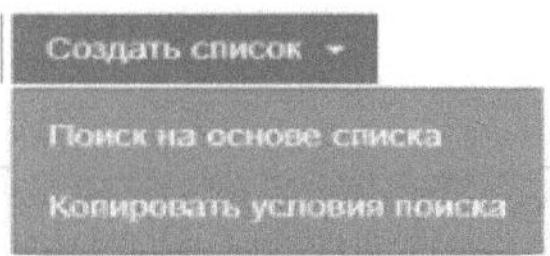

> ***Pesquisar, editar e copiar uma lista***

A função de pesquisa de listas permite-lhe encontrar uma lista com um título específico utilizando as palavras especificadas na consulta de pesquisa. A pesquisa é efectuada em todas as secções: As minhas listas, Listas disponíveis, Todas as listas.

As funções de edição e cópia estão disponíveis para a secção Listas disponíveis, enquanto a função de eliminação só está disponível para a secção As minhas listas.

> ***Operações com dados de listas - Acções***

- Fundir   (2 ou mais listas) - utilizado para fundir listas ao comparar listas criadas com as mesmas condições em períodos/anos diferentes

-Subtrair   (2 ou mais listas) - utilizado para obter listas com uma condição "restrita" que não pode ser obtida numa consulta simples.

-Intersecção   (2 ou mais listas) - utilizada para obter uma lista com uma determinada condição a partir de várias listas.

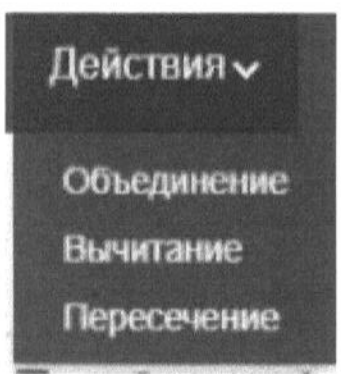

> ***Saída de informações do cartão/lista***

A função Saída permite-lhe obter informações sobre o(s) cartão(ões), listas apresentadas de uma determinada forma. Estas informações podem ser visualizadas e impressas, bem como guardadas em formato Word.

Nota: Esta função está ativa na secção de listas, numa página de lista específica, numa página de cartão de um doente específico.

Dependendo da secção do sistema em que o utilizador se encontra, o sistema apresenta uma lista de formulários de saída disponíveis:

-Chamada de   filial - chamada de doentes para uma filial da RNPMCRC para exame ou tratamento.

-Extrato   - extrato 027-1/y-12 do registo médico de um doente internado (ambulatório) com neoplasia maligna.

-Inquérito ao oncologista distrital - um inquérito ao oncologista distrital sobre o destino dos doentes.

-Notificação - notificação de um primeiro caso diagnosticado de neoplasia maligna.

-Brief Form - formulário personalizável para apresentar informações como o nome, a data de nascimento, o número do registo ambulatório, a morada, os diagnósticos e o destino do doente.

-Protocolo de negligência - protocolo para quando um doente é diagnosticado com uma forma negligenciada de neoplasia maligna.

-Formulário avançado - informações básicas sobre o doente num formato condensado, incluindo o diagnóstico e o tratamento.

> ### *Importar para a base de dados PKR*

A função de importação permite-lhe criar novas listas na base de dados a partir de fontes externas.

Estas funções estão disponíveis para o Administrador e o Super Administrador.

Importar para a base de dados

A função "Importar para BD" permite importar uma lista para o sistema com base num quadro existente na base de dados (por exemplo, o download anual da população recebido pelo Comité Estatístico Estatal do Uzbequistão).

Importar de um ficheiro

A função Importar do ficheiro permite importar uma lista para o sistema com base em ficheiros, nos quais o IDN (Número Único de Identificação do sistema PCR) / nome completo e data de nascimento, Código ICD-10 foram previamente introduzidos, para continuar a trabalhar com listas recebidas do exterior (por exemplo, uma lista de doentes submetidos a um determinado protocolo clínico para esclarecer o seu destino).

§4.5 Criar relatórios estatísticos

A secção "Estatísticas" permite-lhe criar diferentes tipos de relatórios por modelos, incluindo três secções - Relatórios Estatísticos do Estado, Relatórios Adicionais, Números e Mortalidade.

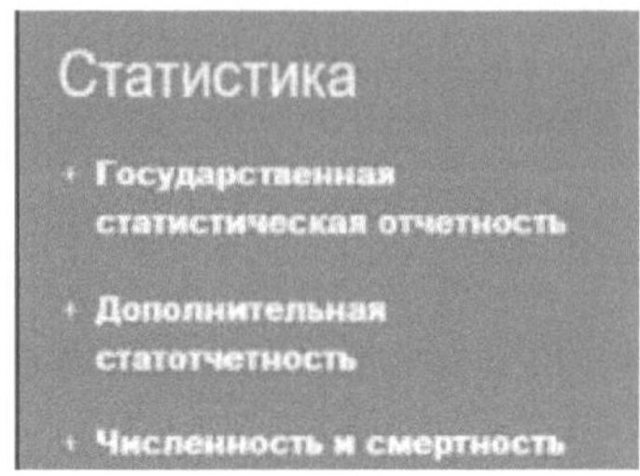

Relatórios estatísticos do Estado

Na presente subsecção, distinguem-se os seguintes formulários de declaração estatística, que fazem parte do formulário estatístico oficial do Estado n.º 7 "Informação sobre doenças com neoplasias malignas":

Formulário 1-crianças - relatório sobre cuidados médicos a crianças Secção VII doenças em crianças dos 0 aos 17 anos.

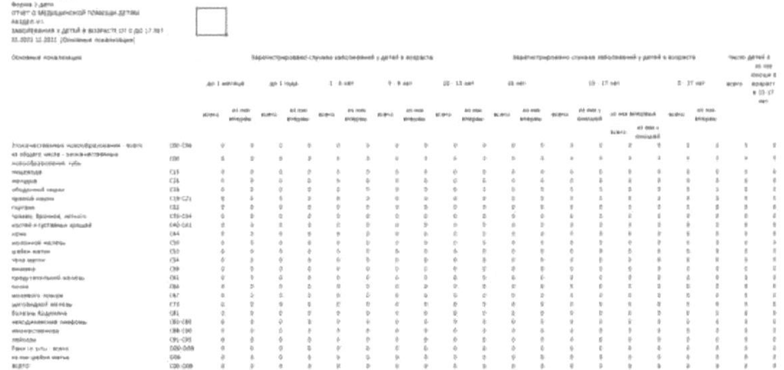

Formulário 1 - Incidência de doenças - Relatório sobre o número de doenças registadas em doentes com idade igual ou superior a 18 anos que vivem na área de serviço de uma organização de cuidados de saúde que presta cuidados curativos e preventivos.

Отчет о числе заболеваний, зарегистрированных у больных в возрасте 18 лет и старше, проживающих в зоне обслуживания организации здравоохранения, оказывающей лечебно-профилактическую помощь

За 2021 год

Основные локализации	Число случаев заболеваний, зарегистрированных у лиц в возрасте 18 лет и старше		Из них с диагнозом, установленным впервые в жизни		Число лиц в возрасте 18 лет и старше, состоящих на диспансерном учете на конец отчетного периода	
	всего	из них у лиц старше трудоспособного возраста	всего	из них у лиц старше трудоспособного возраста	всего	из них у лиц старше трудоспособного возраста
Злокачественные новообразования – всего (C00-C96)						
из общего числа – злокачественные новообразования: губы (C00)						
пищевода (C15)						
желудка (C16)						
ободочной кишки (C18)						
прямой кишки (C19-C21)						
гортани (C32)						
трахеи, бронхов, легкого (C33-C34)						
костей и суставных хрящей (C40-C41)						
кожи (C44)						
молочной железы (C50)						
шейки матки (C53)						
тела матки (C54)						
яичника (C56)						
предстательной железы (C61)						
почки (C64)						
мочевого пузыря (C67)						
щитовидной железы (C73)						
болезнь Ходжкина (C81)						
неходжкинские лимфомы (C82-C85)						
множественная (C88-C90)						
лейкозы (C91-C95)						
Рак in situ – всего (D00-D09)						
из них шейки матки (D06)						
ВСЕГО: (C00-D09)						

Дата формирования:

Форма 2200

СВЕДЕНИЯ О ПАЦИЕНТАХ, УМЕРШИХ ОТ ЗЛОКАЧЕСТВЕННЫХ НОВООБРАЗОВАНИЙ [Локализации (формы) злокачественных заболеваний]

Локализации (формы) злокачественных заболеваний		Число умерших в отчетном периоде	Из них дети в возрасте 0 - 17 лет	Из числа больных, у которых диагноз установлен в предыдущем году, умерло в течение одного года с момента установления диагноза
Злокачественные новообразования, всего	C00-C96	1	0	0	0
из них: губы	C00	2	0	0	0
полости рта	C01-C08	3	0	0	0
глотки	C09-C14	4	0	0	0
пищевода	C15	5	0	0	0
желудка	C16	6	0	0	0
ободочной кишки	C18	7	0	0	0
ректосигмоидного соединения, прямой кишки, ануса	C19-C21	8	0	0	0
печени и внутрипеченочных желчных протоков	C22	9	0	0	0
поджелудочной железы	C25	10	0	0	0
гортани	C32	11	0	0	0
трахеи, бронхов, легкого	C33,C34	12	0	0	0
костей и суставных хрящей	C40,C41	13	0	0	0
меланома кожи	C43	14	0	0	0
другие новообразования кожи	C44	15	0	0	0
соединительной и мягких тканей	C49	16	0	0	0
молочной железы	C50	17	0	0	0
шейки матки	C53	18	0	0	0
тела матки	C54	19	0	0	0
яичника	C56	20	0	0	0
предстательной железы	C61	21	0	0	0
почки	C64	22	0	0	0
мочевого пузыря	C67	23	0	0	0
центральной нервной системы	C70-C72	24	0	0	0
щитовидной железы	C73	25	0	0	0
болезнь Ходжкина (лимфогранулематоз)	C81	26	0	0	0
неходжкинские лимфомы	C82-C85	27	0	0	0
множественная миелома и иммунопролиферативные болезни	C88,C90	28	0	0	0
лейкозы	C91-C95	29	0	0	0
других локализаций (форм)		30	0	0	0

Formulário 2300 - Informações sobre o tratamento de pacientes diagnosticados com MN, sujeitos a tratamento especial.

Форма 2300
Дата формирования:

СВЕДЕНИЯ О ЛЕЧЕНИИ ПАЦИЕНТОВ С ДИАГНОЗОМ ЗЛОКАЧЕСТВЕННОГО НОВООБРАЗОВАНИЯ, ПОДЛЕЖАЩИХ СПЕЦИАЛЬНОМУ ЛЕЧЕНИЮ

За 2021 год

Локализации (формы) злокачественных заболеваний	Число больных, у которых диагноз установлен в отчетном периоде, закончивших специальное лечение по радикальной программе	Число больных, закончивших в отчетном периоде специальное лечение по радикальной программе	В том числе с использованием метода		
			только хирургического	только лучевого	только лекарственного
Злокачественные новообразования, всего IC00-C96I01	0	0	0	0	0
в том числе: губы C00 I02	0	0	0	0	0
полости рта IC01-C08I03	0	0	0	0	0
глотки IC09-C14I04	0	0	0	0	0
пищевода C15 I05	0	0	0	0	0
желудка C16 I06	0	0	0	0	0
ободочной кишки C18 I07	0	0	0	0	0
ректосигмоидного соединения, прямой кишки, ануса IC19-C21I08	0	0	0	0	0
печени и внутрипеченочных желчных протоков C22 I09	0	0	0	0	0
поджелудочной железы C25 I10	0	0	0	0	0
гортани C32 I11	0	0	0	0	0
трахеи, бронхов, легкого IC33,C34I12	0	0	0	0	0
костей и суставных хрящей IC40,C41I13	0	0	0	0	0
меланома кожи C43 I14	0	0	0	0	0
другие новообразования кожи C44 I15	0	0	0	0	0
соединительной и мягких тканей C49 I16	0	0	0	0	0
молочной железы C50 I17	0	0	0	0	0
шейки матки C53 I18	0	0	0	0	0
тела матки C54 I19	0	0	0	0	0
яичника C56 I20	0	0	0	0	0
предстательной железы C61 I21	0	0	0	0	0
почки C64 I22	0	0	0	0	0
мочевого пузыря C67 I23	0	0	0	0	0
центральной нервной системы IC70-C72I24	0	0	0	0	0
щитовидной железы C73 I25	0	0	0	0	0
болезнь Ходжкина (лимфогрануматоз) C81 I26	0	0	0	0	0
неходжкинские лимфомы IC82-C85I27	0	0	0	0	0
множественная миелома и иммунопролиферативные болезни IC88,C90I28	0	0	0	0	0
лейкозы IC91-C95I29	0	0	0	0	0

Formulário 7 - Distribuição dos casos de NM diagnosticados por localização, sexo e idade.

Formulário 7a - Distribuição dos casos de neoplasia maligna diagnosticados pela primeira vez, por localização e idade do doente.

Reporte estatístico adicional

Mais de 90 formas estatísticas estão incluídas nesta subsecção, incluindo taxas de morbilidade e mortalidade brutas, normalizadas e específicas por idade, erros brutos e normalizados, distribuição por estádio, taxa de mortalidade a 1 ano, taxas de sobrevivência e respectivos erros, taxas de atividade de tratamento, etc.

População e mortalidade

Esta subsecção inclui vários formulários oficiais sobre a dimensão da população e a mortalidade do Comité Estatal de Estatística da República do Usbequistão.

Formulário 0301 - Distribuição da população por sexo e local de residência

Formulário 0302 - Distribuição da população por idade

Formulário 0304 - Distribuição da mortalidade por sexo e local de residência

Formulário 0305 - Distribuição da mortalidade da população por idade

Trabalhar com relatórios

O trabalho com relatórios inclui: criar/eliminar um relatório, visualizar uma página de relatório, copiar chaves de relatório, editar um relatório, exportar para Word e Excel, bem como gerar uma lista de doentes de acordo com uma determinada coluna de um formulário estatístico.

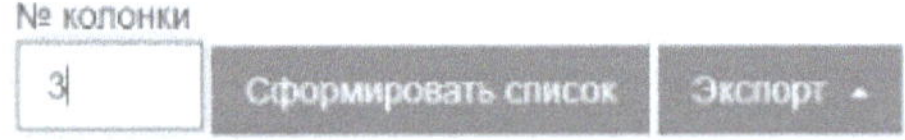

§4.6 Administração

A secção "Administração" destina-se a gerir o sistema PKD, ou seja, as contas e funções dos utilizadores. Além disso, a secção permite lhe realizar procedimentos de auditoria e recuperação de dados, exportação IADI, comparação de bases de dados, eliminação de bases de dados e relatórios de erros.

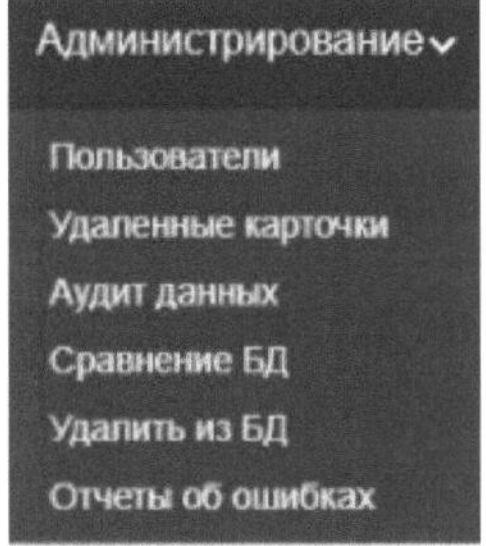

Utilizadores activos

Ver a lista dos utilizadores activos/inactivos do sistema. Utilizador responsável - utilizador que está autorizado a apresentar relatórios ao Ministério da Saúde (chefes de departamentos organizacionais e metodológicos);

Ответственный	Состояние	Действия
+	Активен	
	Активен	
	Неактивен	
	Активен	
	Активен	
	Активен	
+	Активен	
+	Активен	
+	Активен	

Criar notificações de informação para os utilizadores do sistema quando se trabalha com a Base de Dados, especificando o tempo a partir do qual a aplicação ficará indisponível para os utilizadores (Super Administrador);

O super administrador gere as contas de todos os utilizadores do sistema:

Cria um perfil de utilizador

Edita o perfil

Altera a palavra-passe do utilizador (se o utilizador se tiver esquecido do seu nome de utilizador e da sua palavra-passe e tiver sido automaticamente bloqueado pelo sistema)

Elimina listas de utilizadores e relatórios

Utilizadores e respectivas funções no sistema

Para a distribuição dos níveis de acesso no sistema, são previstos diferentes papéis para os utilizadores, consoante a funcionalidade de que dispõem (Quadro 4.1).

As principais funções do sistema são:

-Investigador

-Estudante

-Registador

-Administrador

-Superadministrador

Tabela 4.1.

Funções e direitos dos utilizadores do Registo da Chancelaria da População

Utilizadores	Direitos e funções
Investigador, Estagiário, Conservador do RMI/OGM, Conservador da Delegação Regional, Administrador do RMI/OGM, Administrador da Delegação Regional, Superadministrador do RMI/OGM, Superadministrador da Delegação Regional	Visualizar registos de pacientes de qualquer OF; Pesquisa de registos de doentes de qualquer sucursal regional; Pesquisa simples; Recuperação de informação; Listas: -Criar, editar, eliminar as suas listas -Ver as listas disponíveis

	Relatórios: -Criar, editar e eliminar os seus relatórios -Ver e exportar relatórios disponíveis -Formas de saída : -Ver , exportar o formulário de saída por doente, lista
Investigador, estagiário, escrivão em RMO/GMO, escrivão em sucursal regional	Pesquisa regulamentada, com exceção da secção "Listas suplementares para a análise das informações"
Administrador na RMI/GMO, Administrador na sucursal regional, Superadministrador na RMI/GMO, Superadministrador na sucursal regional	Pesquisas regulamentadas, incluindo uma secção sobre "Listas adicionais para analisar a informação"; Auditoria de dados; Comparação de bases de dados Eliminação da base de dados
Escrivão da RMO/GMO, Escrivão da sucursal regional, Administrador na RMI/GMO, Administrador na sucursal regional, Superadministrador na RMI/GMO, Superadministrador na sucursal regional	Editar fragmentos como "Notas de dispensa", "Informações sobre negligência", "Informações sobre encaminhamento para outras OPP" no cartão de doente da região da sua RMO/GMO ou sucursal regional; Guardar o mapa como Rascunho e poder visualizar os rascunhos
Conservador no RMI/GMO, Administrador no RMI/GMO, Super Administrador no RMI/GMO	Edição limitada da parte do passaporte no cartão de doente da região do seu RMO/GMO ou da sua sucursal regional
Secretário na sucursal regional Administrador na sucursal regional Superadministrador numa sucursal regional	Edição completa do mapa na sua sucursal e área regional -Transferência dos registos dos doentes para a sua sucursal regional e região -Criar um registo de doente no seu ramo regional e na sua região -Eliminação de registos de doentes na sua sucursal e área regional

Administrador na RMO/GMO, Administrador na Delegação Regional	Trabalhar com o utilizador: -Ver , criar e editar utilizadores na sua RMO/GMO, filial regional e região (exceto o super administrador); Listas: Ver lista de IDNs
Superadministrador na RMI/GMO, Superadministrador na sucursal regional	Trabalhar com o utilizador: -Ver , criar, editar utilizadores, incluindo o super administrador, na sua RMO/GMO, filial regional e região Listas: Ver consulta SQL

Auditoria de dados

A funcionalidade Auditoria de dados permite-lhe visualizar informações sobre a atividade do utilizador no sistema e as alterações efectuadas no sistema, tais como:

-Adenda

-Edição

-Remoção

Comparação de bases de dados

A função de comparação de bases de dados permitir-lhe-á comparar as bases de dados existentes com bases de dados externas para identificar discrepâncias (casos subnotificados, alterações no diagnóstico, etc.).

Nota: Esta funcionalidade está disponível para o Administrador de nível republicano e para o Superadministrador.

Eliminar da base de dados

A função Eliminar da base de dados permite-lhe eliminar um grande número de registos da base de dados ao mesmo tempo.

Relatórios de erros

A função Relatórios de Erros permite-lhe criar relatórios sobre o número total de erros que foram cometidos ao criar ou armazenar mapas de acordo com os parâmetros especificados.

Exportações da IADI

A função de exportação de informações do sistema PKR permitirá carregar dados de acordo com um formato específico para o IARC.

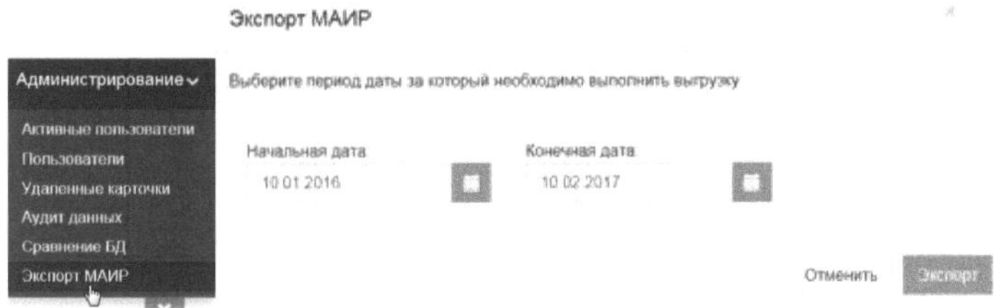

Nota: Esta funcionalidade está disponível para o SuperAdministrador de nível republicano.

o **Exemplo de um ficheiro para exportação para o IARC:**

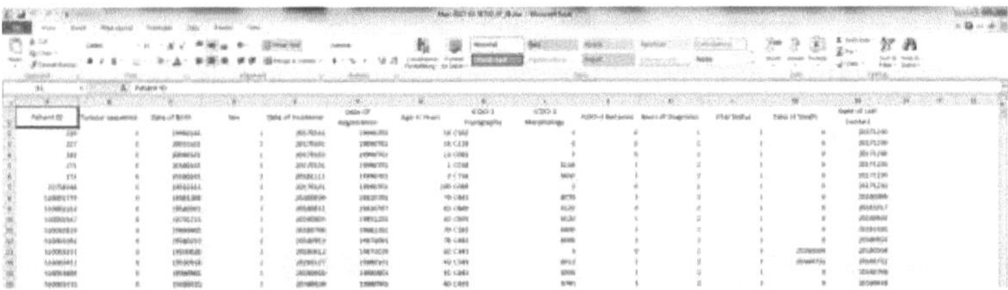

Valor das células:

✓ **ID do doente** - número de identificação do doente no sistema (corresponde ao campo IDN);

✓ **Sequência de tumores** - tumor (Numb_tum);

✓ **Data** de nascimento - data de nascimento no formato AAAAMMDD (corresponde ao campo Data de nascimento);

✓ **Sexo** - género do doente; o valor 1 é masculino, o valor 2 é feminino;

✓ **Data de Incidência** - data de **incidência** no formato AAAAMMDD (corresponde ao campo Data Incid);

✓ **Data de** registo - data de registo no formato AAAAMMDD (corresponde ao campo Data de registo);

✓ **Idade em anos** - idade do doente (corresponde ao campo Agediag);

✓ **ICDO-3 Topografia** - código de diagnóstico, de acordo com a Classificação Internacional de Doenças (corresponde ao campo ICD10);

✓ **ICDO-3 Morfologia** - código de morfologia (corresponde ao campo MORPHOLOGY);

✓ **ICDO-3 Comportamento** - código de comportamento morfológico (corresponde ao campo BHV);

✓ **Base de** diagnóstico - método de confirmação do diagnóstico (corresponde ao campo Bas Diag);

✓ **Vital Status (Estado** vital) - valor do estado vital do doente (corresponde ao campo Vit Stat - contém os seguintes valores: 1 - vivo, 2 - morto);

✓ **Data do óbito** - data do óbito do doente no formato AAAAMMDD (corresponde ao campo Data do óbito);

✓ **Data do último contacto** - a data da última visita do doente no formato AAAAMMDD (corresponde ao campo Data da visita).

Integração do registo de artigos de papelaria com outras bases de dados

Ao criar uma nova ficha de paciente, o sistema irá integrar e procurar as informações relevantes na base de dados associada. Com esta opção, o sistema copia automaticamente todas as informações do doente (Parte do Passaporte, Informação Geral de Diagnóstico, IGC, etc.) da base de dados associada. Dependendo da secção, as informações copiadas podem ser editadas antes ou depois de serem guardadas.

Resumo

A estrutura e a metodologia desenvolvidas do PCR são a base para o funcionamento do sistema, que inclui: registo e manutenção de informações sobre o doente (primário e registado na instituição oncológica); pesquisa de registos ambulatórios de doentes por vários parâmetros; formação e trabalho com listas; obtenção de vários relatórios estatísticos e garantia da disponibilidade de informações retrospectivas e actuais do PCR.

CAPÍTULO V. INDICADORES ESTATÍSTICOS
UTILIZADOS NO REGISTO CANZER DA POPULAÇÃO

Existem indicadores estatísticos específicos que são utilizados no registo de cancro de base populacional. É de notar que, nas estatísticas médicas gerais, não existe uma secção de indicadores estatísticos utilizados nos serviços de oncologia. Nesta base, foi identificado um conjunto de indicadores estatísticos para avaliar a eficácia da organização do serviço oncológico, bem como das medidas anticancerígenas, com uma descrição pormenorizada da área da sua aplicação [4, 6, 12, 18, 19, 20, 23, 24, 27, 31, 39, 41, 41, 44, 57, 58, 58, 63, 66, 65, 67, 67, 68, 71, 74, 75, 75, 76, 77, 83, 84, 88, 99].

No quadro 5.1, os indicadores estatísticos do serviço oncológico foram divididos em 7 blocos principais:

- Indicadores de morbilidade primária da MN
- Taxas de mortalidade de MN
- Indicadores da organização do registo de dispensários
- Indicadores da organização do trabalho de tratamento
- Indicadores da situação do diagnóstico atempado
- Indicadores de qualidade dos programas de exames preventivos e de rastreio da população
- Indicadores para avaliar os resultados do tratamento a longo prazo

Tabela 5.1.

Indicadores estatísticos utilizados no serviço oncológico

Indicadores	Âmbito do indicador
Indicadores de morbilidade primária da MN	
Número de casos de NM detectados pela primeira vez	Monitorização do aumento do número de doenças MN.

	Planear a organização do controlo do cancro
Estrutura (indicadores exaustivos) da morbilidade por MN (%)	Identificação de áreas prioritárias para a organização do controlo do cancro
Taxas brutas de incidência de MN intensivo (por 100 000 habitantes)	Monitorizar o crescimento da morbilidade. Planear a organização do controlo do cancro
Taxas de incidência de MN intensivo padronizadas por idade (por 100 000 habitantes)	Monitorizar o aumento da incidência nos diferentes grupos etários. Planear a organização do controlo do cancro
Taxas de incidência padronizadas de MN (por 100 000 habitantes)	Monitorizar o aumento da morbilidade devido a factores de risco. Planear a organização da luta contra o cancro
Taxas de mortalidade de MN	
Número de mortes por TS no período de referência	Controlo do número de mortes de NM. Planear a organização do controlo do cancro
Estrutura (indicadores extensivos) da mortalidade por TS (%)	Identificação de áreas prioritárias para a organização do controlo do cancro
Taxas brutas de mortalidade MN intensiva (por 100.000 habitantes)	Acompanhamento das tendências de mortalidade para planear a organização das actividades de controlo do cancro
Taxas de mortalidade por MN intensiva padronizadas por idade (por 100 000 habitantes)	Acompanhamento das tendências de mortalidade para planear a organização das actividades de controlo do cancro
Taxas de mortalidade padronizadas por MN (por 100.000 habitantes)	Análise comparativa da eficácia dos programas de controlo do cancro nas regiões. Avaliação integral da qualidade da organização do controlo do cancro
Mortalidade total (%)	Avaliação integral da organização do trabalho de diagnóstico e tratamento

Rácio entre a mortalidade por MN e a morbilidade por MN com base em indicadores intensivos brutos	Análise comparativa da eficácia dos programas de controlo do cancro nas regiões. Avaliação integral da qualidade da organização do controlo do cancro
Rácio entre a mortalidade por MN e a morbilidade por MN com base em indicadores normalizados	Análise comparativa da eficácia dos programas de controlo do cancro nas regiões. Avaliação integral da qualidade da organização do controlo do cancro
Indicadores da organização do registo de dispensários	
Percentagem de pacientes que se submeteram a um exame de dispensa (%)	Estimativa da cobertura dos check-ups médicos dos pacientes (nível de controlo não inferior a 90%)
Proporção de doentes do grupo clínico III que foram submetidos a um exame de dispensa (%)	Estimativa da cobertura de doentes curados de NM pelos dispensários (nível de referência de pelo menos 90%)
Percentagem de doentes observados há 5 ou mais anos que foram submetidos a um exame de dispensa (%)	Estimativa da cobertura dos doentes registados de longa duração com exames médicos (nível de controlo não inferior a 90%)
Indicadores da organização do trabalho de tratamento	
Percentagem de cobertura do tratamento radical dos doentes curáveis (%)	Avaliação da organização do trabalho de tratamento. (nível de referência de, pelo menos, 90 por cento).
Percentagem de incidência de tratamento cirúrgico radical em doentes curáveis (%)	Avaliação geral da atividade cirúrgica dos dispensários oncológicos com diferenciação por fases do processo tumoral e localizações tumorais (o nível de referência é determinado pelo melhor indicador entre as instituições oncológicas de acordo com os resultados do ano anterior)

Percentagem de frequência de tratamento combinado e complexo com componente cirúrgico em doentes curáveis (%)	Avaliação da organização dos cuidados médicos com diferenciação por fases do processo tumoral (o nível de referência é determinado pelo melhor indicador entre as instituições oncológicas com base nos resultados do ano anterior)
Frequência de doentes que recusam tratamento radical (%)	Avaliação da qualidade do trabalho de explicação e psicológico com os doentes (o nível de referência é determinado pelo melhor indicador entre as instituições oncológicas com base nos resultados do ano anterior)
Frequência das contra-indicações comuns ao tratamento radical (%)	Avaliação do nível de cuidados intensivos, de reanimação e de anestesia (o nível de referência é determinado pelo melhor indicador entre as instituições oncológicas, de acordo com os resultados do ano anterior)
Indicadores da situação do diagnóstico atempado	
Proporção de doentes com estádios I e II da doença de MN entre os que foram detectados pela primeira vez (%)	Avaliação da organização do trabalho de diagnóstico (o nível de referência é determinado pelo melhor indicador entre as instituições oncológicas com base nos resultados do ano anterior)
Frequência do diagnóstico tardio (%)	Avaliação da organização dos cuidados oncológicos para a população (o nível de referência é determinado pelo melhor indicador entre as instituições oncológicas com base nos resultados do ano anterior)
Mortalidade num ano (%)	Avaliação da organização do diagnóstico atempado de NM (o nível de referência é determinado

	pelo melhor indicador entre as instituições oncológicas com base nos resultados do ano anterior)
Indicadores de qualidade dos exames preventivos da população e dos programas de rastreio	
Frequência da deteção precoce de NM durante os exames preventivos da população (%)	Avaliação da qualidade dos exames de rastreio e de prevenção da população (o nível de referência é determinado pelo melhor indicador entre as instituições oncológicas com base nos resultados do ano anterior)
Eficácia dos exames preventivos da população (%)	Avaliação da qualidade dos exames de rastreio e de prevenção da população (o nível de referência é determinado pelo melhor indicador entre as instituições oncológicas com base nos resultados do ano anterior)
Frequência da deteção de cancro in situ (%)	Avaliação da organização do diagnóstico precoce e da qualidade dos programas de rastreio (o nível de referência é determinado pelo melhor indicador entre as instituições oncológicas com base nos resultados do ano anterior)
Eficiência das salas de exame das mulheres (%)	Avaliação global da organização do trabalho das salas de exame das mulheres (o nível de referência é determinado pelo melhor indicador entre as instituições oncológicas com base nos resultados do ano anterior)
Rácio de cancro do colo do útero pré-invasivo e invasivo entre as pessoas diagnosticadas através de rastreio preventivo (coeficiente)	Avaliação da qualidade do rastreio preventivo das mulheres (O trabalho é considerado eficaz quando o indicador é > 1,3)

Frequência da recusa de exame preventivo de pessoas a quem foi posteriormente diagnosticado um tumor maligno em estado avançado (número absoluto e %)	Indicador de qualidade do trabalho de explicação e psicológico com os doentes (o nível de referência é determinado pelo melhor indicador entre as instituições oncológicas com base nos resultados do ano anterior)
Indicadores para avaliar os resultados do tratamento a longo prazo	
Taxa de sobrevivência global (%)	Indicador integral da organização do controlo do cancro
Sobrevivência ajustada (%)	Indicador integral da organização do controlo do cancro; Indicador privado para avaliar a eficácia das opções de tratamento para diferentes grupos de doentes (o nível de referência é determinado pelo melhor indicador entre as instituições oncológicas, de acordo com os resultados do ano anterior)
Taxa de sobrevivência relativa (%)	Indicador comparativo integral da qualidade da organização do controlo anti-cancro em territórios distintos. Indicador privado para avaliar a eficácia das opções de tratamento para diferentes grupos de doentes (o nível de referência é determinado pelo melhor indicador entre as instituições oncológicas, de acordo com os resultados do ano anterior)
Taxa de sobrevivência relativa padronizada (%)	Indicador comparativo integral da qualidade da organização do controlo anti-cancro em territórios distintos. Indicador privado para avaliar a eficácia das opções de tratamento para diferentes grupos de doentes (o nível de referência é determinado pelo melhor

	indicador entre as instituições oncológicas, de acordo com os resultados do ano anterior)

Resumo

O sistema de indicadores estatísticos para oncologia tem algumas particularidades, embora, em geral, corresponda aos princípios da estatística médica. Neste capítulo, é formado um conjunto de indicadores especiais para caraterizar o estado do diagnóstico e do tratamento de neoplasias malignas. Não é possível calcular e utilizar os indicadores apresentados no capítulo com base nos dados estatísticos nacionais, o que, mais uma vez, confirma a necessidade de criar um registo de base populacional.

CONCLUSÃO

Atualmente, verifica-se um aumento da incidência de neoplasias malignas (MN) em todo o mundo, bem como na República do Uzbequistão (RUzb). Assim, de acordo com os dados do relatório estatístico estadual na República do Uzbequistão em 2021, 25.578 novos casos de MN foram detectados. Nos últimos 5 anos, o número de novos casos detectados aumentou 12,5%. A incidência de MN por 100.000 habitantes em RUzb atingiu 74,0, o que é 14,2% maior do que há 5 anos. Simultaneamente, as doenças da mama, gástricas e do colo do útero ocuparam o primeiro lugar na estrutura geral da morbilidade dos NM nos últimos anos.

Segundo o Centro Internacional de Investigação do Cancro (IARC), os tumores malignos são uma doença comum com uma taxa de mortalidade relativamente elevada em todo o mundo. As projecções do IARC e da Organização Mundial de Saúde (OMS) disponíveis no sítio Web Cancer Today 2020 revelam diferenças significativas nas taxas de incidência entre países. Nos países da região europeia, as taxas de incidência variam entre 148,1 por 100 000 habitantes (Albânia) e 372,8 (Irlanda) (taxas normalizadas, Standard World). Nos países asiáticos, as taxas variam entre 80,9 (Nepal) e 285,1 (Japão) por 100.000 habitantes. O continente norte-americano regista taxas de incidência mais elevadas do que a região europeia, tanto nos EUA (362,2) como no Canadá (348,0). De acordo com as projecções da IARC-OMS, o Uzbequistão tem uma taxa de incidência de 108,1 por 100 000 habitantes em 2020, superior à do Tajiquistão (89,7 por 100 000 habitantes), mas inferior à do Afeganistão (108,8), Paquistão (110,4), Turquemenistão (128,8), Quirguizistão (130,6) e Cazaquistão (166,9).

Prevê-se que a taxa média de mortalidade (taxa normalizada) no mundo seja de 100,7 por 100 000 habitantes em 2020. A taxa de mortalidade mais baixa foi projectada para a Arábia Saudita (51,3 por 100 000 habitantes) e a mais elevada para a Moldávia (176,2). Ao mesmo tempo, em todos os países, o rácio entre a mortalidade e a morbilidade (com base em indicadores normalizados) é bastante elevado, o que indica a gravidade do problema do tratamento radical da NM. Na República do Uzbequistão, tal como na maioria dos países asiáticos, este indicador excede os 60%.

Cada país tem o seu próprio sistema de cuidados médicos para os doentes com NM. Na RUzb, por sua vez, foi criado um sistema vertical para prestar cuidados médicos especializados racionais aos doentes com cancro. Os médicos de família encaminham os doentes com suspeita de cancro para os oncologistas distritais. Os oncologistas das ORM/OGM mantêm registos e acompanham o estado dos doentes com cancro no distrito e prestam cuidados primários quando necessário. Em caso de suspeita de oncologia, encaminham os doentes para os serviços regionais de oncologia da RSNPMCHC, onde são efectuados exames e tratamentos aprofundados. Se necessário, com recurso à telemedicina, são realizados consiliums com a participação de especialistas qualificados da RNNPMCRC e/ou é emitido um mandado de tratamento para os doentes na RNNPMCRC.

O registo correto e exaustivo de todos os casos de NM, de acordo com os requisitos internacionais, só é possível se for criado um registo de cancro de base populacional.

É necessário distinguir claramente as capacidades, as metas e os objectivos dos registos de cancro de base hospitalar e de base populacional. Os registos hospitalares não recolhem informações sobre os doentes com doenças de MN numa área específica, mas apenas registam os doentes com doenças de MN tratados num estabelecimento de saúde específico. Por conseguinte, o objetivo dos registos hospitalares é avaliar, planear e gerir uma única unidade de saúde. As informações pormenorizadas sobre os doentes nos registos hospitalares e os resultados do diagnóstico e do tratamento constituem a base para as análises científicas. No entanto, regra geral, os registos hospitalares não acompanham o destino dos doentes e, devido à incompletude do registo de todos os casos de NM a nível territorial, não são capazes de fornecer informações sobre a morbilidade, a mortalidade por NM, os dispensários e os resultados dos tratamentos. Para este efeito, são organizados registos oncológicos de base populacional, que registam todos os casos de doenças de NM a nível territorial e permitem a recolha de dados estatísticos.

A principal caraterística que distingue os registos de cancro de base populacional dos relatórios estatísticos é a disponibilidade de informações pormenorizadas sobre cada doente com NM. A disponibilidade de tais informações tem duas vantagens significativas: a possibilidade de acrescentar e corrigir dados sobre os doentes no processo do seu acompanhamento, o que, por sua vez, melhora a qualidade das informações introduzidas; a possibilidade de acompanhamento a longo prazo do destino dos doentes e a disponibilidade de dados de sobrevivência. Os relatórios estatísticos, que são recolhidos a partir dos registos médicos primários, apresentam um número suficiente de deficiências, devido ao atraso na obtenção de informações sobre os casos registados e ao seu aperfeiçoamento no processo de exame e tratamento. O princípio básico das estatísticas oncológicas consiste em recolher e corrigir os dados sobre os doentes com doenças de MN no prazo de vários anos após o registo. Por este motivo, quase todos os artigos estrangeiros publicam dados estatísticos não muito "recentes".

Atualmente, a informação estatística é a parte principal de vários programas de controlo do cancro. Os dados sobre a morbilidade e a mortalidade são importantes para avaliar a eficácia da prevenção do cancro da mama, o diagnóstico precoce e atempado do cancro da mama, os programas de rastreio, bem como para avaliar a eficácia de várias intervenções específicas, uma vez que o principal critério para o êxito da sua aplicação a nível da população é a alteração dos níveis de morbilidade, mortalidade, sobrevivência e uma série de outros indicadores.

O planeamento de intervenções anticancerígenas na RUzb, bem como a análise da sobrevivência dos doentes com cancro a nível da população, será possível após a organização de um registo de cancro de base populacional no país, de acordo com as normas internacionais. No âmbito deste estudo, foi realizado um trabalho para desenvolver uma metodologia para um registo de cancro de base populacional na RUzb.

O desenvolvimento da metodologia do registo de cancro de base populacional baseou-se nas recomendações da IARC-OMS: fontes de informação sobre os primeiros casos de NM (formulários de registo do Ministério da Saúde da República do Usbequistão), codificação e confirmação dos casos (CID-10 e CID-O-3), diagnóstico (métodos de diagnóstico laboratoriais e instrumentais disponíveis no país), métodos de tratamento (de acordo com as normas nacionais de tratamento dos doentes com NM), indicadores estatísticos para avaliar a prevalência de NM e a qualidade dos cuidados

O material para o estudo da situação oncológica na República do Uzbequistão foram os dados obtidos no formulário de notificação estatal (7) - o número absoluto de primeiros casos diagnosticados de MN em 2020. Para analisar a situação oncológica para 2020 no oblast de Bukhara, foram utilizados os dados do Formulário 7 e informações personalizadas da documentação primária da secção de Bukhara da RSNPMCRC. A normalização dos indicadores de morbilidade foi efectuada por método direto, utilizando o padrão da população mundial (World Standard).

Em 2020, 21 976 (2019 - 24 648) casos de MN foram diagnosticados pela primeira vez na RUzb, incluindo 9 059 casos diagnosticados em homens e 12 917 em mulheres. A taxa bruta de incidência intensiva de MN foi de 64 por 100 000 habitantes. As taxas de incidência de NM mais elevadas em 2020 foram as dos cancros da mama (9,8 por 100 000 habitantes), do estômago (5,1) e do colo do útero (4,8).

O oblast de Bukhara foi selecionado para avaliar a qualidade da organização dos cuidados oncológicos na RUzb. O oblast de Bukhara é constituído por 11 distritos rurais e 2 cidades. A população do oblast de Bukhara no final de 2020 era de 1 923 934, ou seja, 5,7% da população total da república.

No oblast de Bukhara existem 15 gabinetes oncológicos nos distritos do oblast. Existem 20,5 postos a tempo inteiro de oncologistas distritais na região de Bukhara, dos quais 17,25 estão empregados. Dos oncologistas em atividade nas policlínicas distritais do Oblast de Bukhara (19 médicos), 90% têm especialização em oncologia.

Como resultado do trabalho com a documentação médica primária, foi criada uma base de dados personalizada de pacientes. A análise da base de dados permitiu identificar uma série de deficiências no preenchimento e na manutenção da documentação primária. Existe frequentemente uma tendência para preencher as doenças oncológicas primárias-múltiplas (código C97 na CID-10) sem especificar a topografia exacta de cada MN. É de notar que cada caso de MN primário-múltiplo deve ser registado como um caso separado. Um erro comum foi a presença de notificações quando um doente foi diagnosticado com doença pré-cancerosa (obrigatória) (grupo clínico Ia e Ib). As notificações e os extractos dos processos clínicos dos doentes internados estão escritos de forma ilegível, com abreviaturas das iniciais do doente, da data de nascimento, do diagnóstico e do tratamento. Além disso, o diagnóstico clínico completo nem sempre é escrito (não existe uma indicação precisa da localização do MN), no caso de MN de um dos órgãos emparelhados, o lado da lesão não é frequentemente indicado e, na presença de metástases, o órgão exato da lesão não é indicado. No estadiamento do NM, o estádio de acordo com a classificação nacional (I-IV) e o grupo clínico não são especificados. Um estadiamento correto desempenha um papel importante na seleção dos métodos de tratamento. Com base no material analisado, podemos ver que em 11,7% dos casos as tácticas de tratamento podem ser escolhidas incorretamente. O pTNM desempenha um papel importante na determinação do tratamento posterior, que não pode ser analisado devido à ausência de um registo de cancro de base populacional. Além disso, o estadiamento da doença de acordo com a classificação clínica geralmente aceite (I-IV) na região de Bukhara é feito sem especificação de letras (Ia-c, IIa-c, etc.), o que também desempenha um papel importante na escolha do tratamento adequado.

De acordo com os dados recolhidos, 1 584 casos de MN foram detectados pela primeira vez no oblast de Bukhara em 2020: 715 (45,1%) entre os homens e 869 (54,9%) entre as mulheres. A taxa de incidência bruta intensiva de MN no oblast de Bukhara em 2020 foi de 82,3 por 100.000 habitantes.

Na estrutura das doenças oncológicas da população do oblast de Bukhara, as posições de liderança eram ocupadas por: mama (16,0%), colorrectal (6,6%) e estômago (6,0%).

Analisando a morbilidade oncológica por idade, é de salientar que o aumento significativo deste indicador se inicia no grupo etário dos 45-49 anos, tendo o pico de incidência sido observado nos doentes com MN entre os 75-79 anos (577,3 por 100.000 habitantes).

Analisando a estrutura da morbilidade oncológica entre todos os novos NM diagnosticados por idade, é de notar que, no oblast de Bukhara, prevaleceram as hemoblastoses (31,6%), os NM cerebrais (10,5%) e os NM ósseos e articulares (8,6%) até aos 30 anos de idade. Na idade de 30-44 anos, prevaleceram os NM da mama (29,3%), os linfomas (9,8%) e os NM do cérebro (9,3%). Nos doentes com idades compreendidas entre os 45 e os 64 anos, os MN da mama (19,9%), do colo do útero (7,0%) e gástricos (6,8%) foram frequentemente registados. Por outro lado, os NM de pele (11,9%), pulmão (10,1%) e mama (8,0%) foram mais frequentemente registados nos doentes mais velhos.

A análise comparativa das taxas de morbilidade padronizadas de MN na região de Bukhara mostrou que a taxa de morbilidade padronizada calculada utilizando o padrão mundial (88,7±2,3 por 100 000 habitantes) é ligeiramente superior (p>0,05) à taxa bruta intensiva (82,3±4,1 por 100 000 habitantes), enquanto a taxa de morbilidade calculada utilizando o padrão africano (56,7±1,5 por 100 000 habitantes) é significativamente inferior (p<0,001). A dispersão significativa dos indicadores intensivos padronizados e brutos, bem como os erros padrão bastante grandes dos indicadores, indicam alguns erros no sistema disponível de registo de MN no oblast de Bukhara.

O principal objetivo do RCT na RUzb é manter registos personalizados com acompanhamento regular de um doente com MN, bem como manter registos dos primeiros casos diagnosticados de MN e manter informações sobre o tratamento ministrado.

Os objectivos do SCR também incluem:

8. Registo dos casos de NM e sua posterior conclusão, ou seja, informações sobre o tratamento - adesão correta às normas e protocolos de tratamento, diagnóstico - diagnóstico e dispensário corretos. Controlo de qualidade dos dados introduzidos.

9. Pesquisar e efetuar análises dos dados disponíveis, seguidas da elaboração de vários relatórios.

10. Generalização das informações do RPC para a formação de estatísticas estaduais para posterior envio ao Ministério da Saúde.

11. Elaboração de compilações estatísticas analíticas anuais do serviço de oncologia.

12. Realização de programas de investigação científica, epidemiológica e governamental necessários para melhorar os cuidados oncológicos no país.

13. Proteger e manter os dados existentes e retrospectivos no RPC.

14. Oportunidades para a investigação científica internacional.

A parte básica do RCT da RUzb são os gabinetes dos oncologistas distritais das RMO/GMO. A partir do gabinete do oncologista distrital, os dados pessoais sobre os casos de TS são enviados para as delegações regionais do RNNPMCHC&R.

Nas delegações regionais da RSPMCoIR, o DER da RUzb funciona sob a forma de gabinetes de registo, com base em departamentos organizacionais e metodológicos.

A nível republicano, o RPC da RUzb é, por sua vez, um departamento do Centro de Prevenção do Cancro, que faz parte do Centro de Prevenção do Cancro. Este departamento tem por missão controlar a atividade dos registos regionais de cancro, elaborar e apresentar relatórios ao Ministério da Saúde da República Democrática do Congo, avaliar o estado dos serviços de oncologia, planear as actividades anticancerígenas nas regiões e em toda a República, avaliar a situação onco-epidemiológica em cada região, planear a aquisição de medicamentos e equipamento médico dispendiosos, realizar regularmente seminários de formação para o pessoal médico sobre os requisitos internacionais para o registo e a inscrição de doentes oncológicos. Nesta base, foi desenvolvida a estrutura do RPC.

Existem 5 secções principais no sistema PKR:

Procurar - secção para procurar um doente no índice de cartões de acordo com os parâmetros especificados.

Novo doente - secção para criar um cartão de novo doente

Listas - secção para visualizar e criar listas de doentes e trabalhar com rascunhos.

Estatísticas - secção para a construção de estatísticas estatais e relatórios estatísticos arbitrários em conformidade com os requisitos internacionais.

Administração - secção para gerir o sistema PKP (contas de utilizador, direitos e funções).

3 livros de referência internacionais (Classificação Internacional de Doenças - 10.ª revisão (CID-10); Classificação Internacional de Doenças Oncológicas - 3.ª revisão (CID-O-3); Classificação TNM (última revisão)); Classificação dos Estádios Clínicos e 11 codificadores (Sistema de designação do objeto administrativo-territorial; Diretório das profissões registadas na República; Diretório das instituições médicas registadas na República; Lista de nacionalidades; Estado do doente; Lado da lesão; Grupo clínico; Método; Método de tratamento) foram desenvolvidos para a PCR.

Foram também formados blocos de indicadores estatísticos para avaliar o estado do diagnóstico e do tratamento das neoplasias malignas.

Os indicadores estatísticos do serviço oncológico foram divididos em 7 blocos principais: indicadores de morbilidade primária de NM; indicadores de mortalidade por NM; indicadores da organização do registo do dispensário; indicadores da organização do trabalho de tratamento; indicadores da situação do diagnóstico atempado; indicadores da qualidade dos exames preventivos da população e dos programas de rastreio; indicadores da avaliação dos resultados do tratamento a longo prazo. Para cada grupo de indicadores foi definido o âmbito da sua aplicação, que desempenha um papel importante na avaliação das medidas de luta contra o cancro.

1.　Uma análise exaustiva da organização dos cuidados oncológicos para os doentes com MN no país permitiu identificar um elo importante no serviço oncológico - os gabinetes oncológicos - a contratação de especialistas em oncologia irá melhorar a qualidade e a fiabilidade do registo primário dos doentes com MN, bem como o nível de alerta oncológico da população. A análise oncoepidemiológica da morbilidade da população da República do Uzbequistão nos últimos 10 anos revelou um aumento de 15,6% dos casos de NM pela primeira vez e as localizações mais típicas de NM no país: mama (9,8 por 100 000 habitantes), estômago (5,1) e colo do útero (4,8). O risco mais elevado de desenvolver NM é caraterístico da população com idades compreendidas entre os 70 e os 74 anos (505, 7 por 100.000 habitantes).

2.　Com base na base de dados populacional criada de doentes com MN primária no oblast de Bukhara, foi analisada a morbilidade da população. A incidência de NM no oblast de Bukhara foi de 82,3 por 100 000 habitantes. As posições de liderança na estrutura da morbilidade por cancro foram ocupadas por NM da mama (16,0%), colorrectal (6,6%) e do estômago (6,0%), tendo o pico de incidência ocorrido no grupo etário dos 75-79 anos (577,3 por 100 000 habitantes). A análise da base de dados revelou erros típicos na documentação primária: em 96 (11,7%) casos o estadio foi incorretamente determinado; as maiores discrepâncias foram observadas no estadiamento do NM do pâncreas (32,1%), do cancro colorrectal (18,3%) e do NM do fígado (15,1%). O erro mais frequente (46,9%) no estabelecimento do estádio clínico da doença foi a utilização do valor numérico da categoria T (classificação TNM) como indicador do estádio clínico, pelo que em 54,2% foi estabelecido o estádio III em vez de II e IV (40,6% e 12,5%, respetivamente).

3.   Foi definida a metodologia do registo oncológico de base populacional e foi formada e criada uma lista de diretórios (4 internacionais) e de codificadores (11 locais), que faz parte integrante do registo oncológico e é necessária para obter informações fiáveis e de elevada qualidade sobre os doentes primários.

4.   Os indicadores das estatísticas oncológicas estão agrupados em 7 blocos básicos: indicadores de morbilidade primária de NM, indicadores de mortalidade por NM, indicadores de organização do registo de dispensários, indicadores de organização do trabalho de tratamento, indicadores de diagnósticos atempados, indicadores de qualidade dos exames preventivos da população e dos programas de rastreio, indicadores de avaliação dos resultados à distância do tratamento, que ajudam a avaliar o estado dos cuidados oncológicos, a qualidade dos serviços prestados à população, bem como a desenvolver vários programas.

RECOMENDAÇÕES PRÁTICAS

1.   Recomenda-se que se analise a qualidade e a fiabilidade do registo dos doentes com MN de acordo com os requisitos internacionais, a fim de avaliar o estado do serviço oncológico e planear medidas anticancerígenas.

2.   Recomenda-se que a lista de variáveis, os codificadores e os livros de referência elaborados sejam utilizados na implementação do registo de cancro de base populacional na República do Usbequistão, bem como na prática de rotina dos especialistas dos serviços oncológicos.

3.   Para a realização de estudos oncoepidemiológicos e científicos, bem como para a análise da qualidade dos cuidados oncológicos prestados à população, recomenda-se a utilização dos seguintes grupos de indicadores estatísticos, repartidos pelas principais localizações de NM, sexo, idade, períodos, etc:

✓   avaliação da morbilidade primária: número absoluto de casos de NM pela primeira vez, taxas de morbilidade extensa, grosseira e intensiva, idade e normalizada;

✓   estimativa da mortalidade por NM: número absoluto de mortes por NM, taxas de mortalidade extensiva, intensiva bruta, normalizada por idade e normalizada, taxas de mortalidade total, rácios de mortalidade por NM e de morbilidade (com base em números absolutos/grossa/padronizada);

✓   avaliação da organização do registo no dispensário dos pacientes com MN: a proporção de pacientes que foram submetidos a um exame no dispensário, a proporção de pacientes do grupo clínico III que foram submetidos a um exame no dispensário, a proporção de pacientes observados durante 5 ou mais anos que foram submetidos a um exame no dispensário;

✓ avaliação da organização do trabalho de tratamento: percentagem de cobertura de tratamento radical de doentes curáveis, frequência de tratamento cirúrgico radical de doentes curáveis, frequência de tratamento combinado e complexo com componente cirúrgico de doentes curáveis, frequência de recusa de tratamento radical por parte dos doentes, frequência de contra-indicações gerais ao tratamento radical;

✓ avaliação da organização do trabalho de diagnóstico para a deteção atempada da NM: a proporção de doentes com os estádios I e II da doença entre os doentes recém-diagnosticados, a frequência do diagnóstico tardio, a mortalidade num ano;

✓ Avaliação da qualidade dos exames preventivos da população e dos programas de rastreio em curso: frequência da deteção precoce do NM nos exames preventivos da população, eficácia dos exames preventivos da população, frequência da deteção do cancro in situ, eficácia das salas de exame das mulheres, rácio entre as formas pré-invasivas e invasivas de cancro do colo do útero nas pessoas diagnosticadas em resultado de exames preventivos, frequência da recusa de exames preventivos de pessoas a quem é posteriormente diagnosticado um cancro maligno.

✓ Avaliação dos resultados a longo prazo do tratamento de doentes com cancro: taxas de sobrevivência a 1, 3 e 5 anos (global, ajustada, relativa).

LISTA DE REFERÊNCIAS

1. Averkin Y.I., Antonenkova N.N., Vejalkin I. V., Zalutsky I.V. Estabelecimento e desenvolvimento do sistema de registo obrigatório de novos casos de neoplasias malignas na Bielorrússia como base para a organização da luta contra o cancro // Oncological Journal. - 2007. - №1. - C. 74-81.

2. Algoritmos de diagnóstico e tratamento de neoplasias malignas: protocolo clínico / editado por O. G. Sukonko. - Ministério da Saúde da República da Bielorrússia. - Minsk: Edição profissional, 2019. - 616 c.

3. Antonenko N.N., Zalutsky I.V., Averkin Y.I., Vejalkin I.V. Neoplasias malignas na República da Bielorrússia e suas consequências médicas e sociais // Onkolog. zhurn. - 2006. - T. 6, № 4. - C. 36-44.

4. Bogomaz V.M., Gorokh E.L., Lishishishina O.M., Ross G., Novichkova O. M., Stepanenko A.V. Indicadores de qualidade dos cuidados médicos e o seu papel na gestão dos cuidados de saúde // Ukrainian Med. chasopis. - 2010. - № 1. - C. 7-13.

5. Valkov M.Y., Karpunov A.A., Coleman M.P., Allemani K., Pankratieva A.Y., Potekhina E.F., Valkova L.E., Grzhibovsky A.M. Population Cancer Registry as a resource for science and practical health care // Human Ecology. - 2017. - №5. - C. 54-62

6. Glantz, S. Estatística médico-biológica: Prática, -M. 1998. - 459 c.

7. Glushanko V.S., Gruzievich A.P., Garanicheva S.L., Alyakhnovich N.S., Kolbasich L.P. Fundamentos de estatística médica: livro didático. - Vitebsk: VSMU, 2012. - 155 c.

8. Grinhalch T. Fundamentos da medicina baseada em evidências / editado por I.N. Denisov, K.I. Saitkulov, V.P. Leonov. - 4ª edição, revisão e suplemento - M. : GEOTAR-Media, 2018. -336 c.

9.   Zhizhin K.S. Estatística médica: livro de texto. - Rostov N/D: Phoenix, 2007. - 160 c.

10.   Neoplasias malignas na Rússia em 2020 (morbilidade e mortalidade) / Editado por A.D. Kaprin, V.V. Starinsky, A.O. Shakhzadova. Starinsky, A.O. Shakhzadova. - Moscovo: P.A. Herzen MNIOI - ramo da FGBU "NMRC Radiology" do Ministério da Saúde da Rússia, - 2021. - 252 c.

11.   Kisteneva O.A., Nesterenko A.V., Byldina A.I. Oncologia na história da medicina // Revisão científica internacional. - 2017. - №1 - C. 32.

12.   Konsybaeva K. E. Indicadores da qualidade dos cuidados médicos // Medicina. - 2013. - № 4. - C. 5-7.

13.   Kolomiichenko M.E. Critérios de acessibilidade e qualidade dos cuidados médicos: regulamentação normativa // Boletim do Instituto Nacional de Investigação de Saúde Pública de Semashko. 2020. №3. C. 46-51.

14.   Krekoten E. N. Justificação dos indicadores da qualidade dos cuidados médicos da fase "prevenção" // Vestnik VSMU. VSMU. - 2013. - T. 12, № 4. - C. 129 - 132.

15.   Lang T. A., Cecik M. How to describe statistics in medicine: a handbook for authors, editors and reviewers / editado por V. P. Leonov. P. Leonov. - Moscovo: Prakt. medina, 2011. - 477 c.

16.   Maksimov, D.A., Shepel E.V., Aseev A.V. História da formação e desenvolvimento da oncomammologia // Questões de cirurgia reconstrutiva e plástica. - 2020. - №2(73). - C.72-78.

17.   R.K. Makhmudov, O.A. Galfinger. Análise de geoinformação do desenvolvimento sócio-demográfico dos países da Ásia Central // Inter Carto Inter GIS.-2016. - C. 42-49.

18.   Merabishvili V. M. Survival rate of oncological patients - São Petersburgo: Kosta Publishing Polygraphic Company, 2006. -440 c.

19.   Merabishvili V. M. Estatísticas oncológicas (métodos tradicionais, novas tecnologias da informação). Manual para médicos: em 2 partes. - SPb : Kosta Publishing Polygraphic Company, 2011. - Parte 2 - 247 p.

20.   Merabishvili V.M. Estatísticas oncológicas (métodos tradicionais, novas tecnologias da informação): Um guia para médicos. Edição do segundo, complementada. Parte I., 2015. - 223 c.

21.   Metodologia de cálculo dos indicadores da atividade das instituições de saúde e da saúde pública: manual de formação e metodologia. - Stavropol, 2006. - 39 c.

22.   Moiseev P. I., Veyalkin I.V., Demidchik Y.E. Epidemiologia das neoplasias malignas: princípios e métodos / Manual de Oncologia : em 2 vol. ; ed. por O. G. Sukonko . ; ed. por O. G. Sukonko . - Minsk: Bielorrússia. encicl. imen P. Brovki, 2015. - T. 1. - Ch. 2. - 51-81 c.

23.   Moiseev P.I., Yakimovich G.V., Okeanov A.E., Zubets O.I., Kirpichenko T.N. Cancro na Europa: um olhar sobre o problema, uma análise comparativa de alguns indicadores // Onkolog. zhurn. - 2014. - T. 8, № 3. - C. 13-23.

24.   Okeanov A. E., Moiseev P. I., Evmenenko A. A. A., Levin L. F. 25 anos contra o cancro. Sucessos e problemas da luta contra o cancro na Bielorrússia nos anos 1990-2014 / editado por O. G. Sukonko. - N.N. Aleksandrov RNPC MPA. - Minsk: GU RNMB, 2016. - 415 c.

25.   Okeanov, A.E., Moiseev P.I., Levin L.F. Estatísticas de doenças oncológicas na República da Bielorrússia (2006-2015) / editado por O.G. Sukonko. - Minsk: RNPC MPA com o nome de N.N. Aleksandrov, 2016. - 280 c.

26. Fundamentos da medicina baseada em evidências. Livro de texto para o sistema de formação profissional pós-graduada de médicos / Editado pelo Académico da Academia Russa de Ciências Médicas, Professor R.G. Oganov. - Moscovo: Silicea-Pograf, 2010. - 136 c.

27. Petrova G.V., Gretzova O.P., Starinsky V.V.. Caraterísticas e métodos de cálculo dos indicadores estatísticos utilizados em oncologia. - Moscovo: P.A. Herzen MNIOI, 2005. -39 c.

28. Polyakov S.M., Levin L.F., Shebeko N.G., Kirchinko T.I. Sistema automatizado de processamento de informação do Registo da Chancelaria da Bielorrússia: instruções tecnológicas para a formação da base de dados do Registo da Chancelaria da Bielorrússia. - Minsk, 2006. - 44 c.

29. Decreto do Presidente da República do Usbequistão n.º PP-2866 de 4 de abril de 2017 "Sobre as medidas para o desenvolvimento dos cuidados oncológicos para a população da República do Usbequistão para 2017-2021". - Tashkent, 2017. - 7 c.

30. Decreto do Presidente da República do Usbequistão n.º PP-5130 de 27 de maio de 2021 "Sobre a melhoria do sistema de prestação de serviços hematológicos e oncológicos à população. - Tashkent, 2021. - 24 c.

31. Savelyev V. N., Vinogradova T. V., Dunayev S. M. Indicadores da qualidade dos cuidados médicos // Med. N. N., Vinogradova T. V., Dunayev S. M. Indicadores da qualidade dos cuidados médicos // Med. almanaque. - 2011. - № 1. - C. 11-14.

32. Sachek M.M., Filonyuk V.A., Malakhova I.V., Dudina T.V., Yolkina A.I. Avaliação da eficácia dos desenvolvimentos científicos centrados nos cuidados de saúde práticos (revisão da literatura) // Vopr. organização e informatização dos cuidados de saúde. - 2013. -№ 1. - C. 13-32.

33. Sistemas de saúde: tempo de mudança. Austrália. Observatório Europeu dos Sistemas de Saúde - Recurso Internet: http://apps.who.int/iris/bitstream/10665/108466/2/E74466sumR.pdf

34. Estado dos cuidados oncológicos para a população da República do Uzbequistão em 2020 / editado por M.N. Tillyashayhov, Sh.N. Ibragimov, S.M. Dzhanklich. - Tashkent: IPTD "Uzbequistão", 2021. - 176 c.

35. Estado dos cuidados oncológicos para a população da República do Uzbequistão em 2021 / editado por M.N. Tillyashayhov, Sh.N. Ibragimov, S.M. Dzhanklich. - Tashkent: IPTD "Khalk", 2022. - 176 c.

36. Situação dos cuidados oncológicos para a população russa em 2020 / Editado por A.D. Kaprin, V.V. Starinsky, A.O. Shakhzadova. Starinsky, A.O. Shakhzadova. - Moscovo: P.A. Herzen MNIOI - ramo da FGBU "NMRC Radiology" do Ministério da Saúde da Rússia, 2021. - 239 c.

37. Normas de diagnóstico e tratamento de neoplasias malignas / comunidade de autores. - Tashkent: "Complex print", 2022, - 507 p.

38. Sukonko O. G., Moiseev P. I., Okeanov A. E. Cuidados médicos especializados para pacientes oncológicos em 2013, de acordo com os materiais da reunião final de médicos-chefes e especialistas de instituições oncológicas da República da Bielorrússia // Onkolog. zhurn. 2014. - T. 8, № 1. - C. 5-16.

39. Khabriev R.U., Vorobyev P.A., Yuriev A.S., Nikonov E.L., Avksentyeva M.V. Indicadores da qualidade dos cuidados médicos (nível regional) // Probl. standardisation in public health. - 2005. - № 10. - C. 54-63.

40. Heifets N. E. Melhoria do sistema de gestão da qualidade dos cuidados médicos na República da Bielorrússia na fase atual // Ecologia

médica e social da personalidade: estado e perspectivas: materiais da X conferência internacional, Minsk, 6-7 de abril. 2012 г. - Minsk : Izd. centre BSU, 2012. - C. 326-328.

41.   Yuryev A.S., Aksentyeva M.V., Vorobyev P.A., Gorbunov S.N. Methodological approaches to the formation of relevant indicators of the quality of medical care // Probl. standardisation in public health. - 2005. - № 8. - C. 9-15.

42.   Armstrong B. K. The role of the cancer registry in cancer control // Cancer Causes Control. - 1992. - Vol. 3, iss. 6. - pp. 569-579.

43.   Babenko AI, Takhauov RM. Caraterísticas específicas da idade e do género dos padrões de desenvolvimento de malformações malignas em Tomskaya oblast // Probl Sotsialnoi Gig Zdravookhranenniiai Istor Med. - 2006. - Vol. 1. - pp. 46-50.

44.   Balawardena J, Skandarajah T, Rathnayake W, Joseph N. Sobrevivência ao cancro da mama no Sri Lanka // JCO Glob Oncol. - 2020. - Vol. 6. - pp. 589-599. doi: 10.1200/JGO.20.00003.

45.   Barchuk A, Belyaev A, Gretsova O, Tursun-Zade R, Moshina N, Znaor A. History and current status of cancer registration in Russia // Cancer Epidemiol. - 2021. Vol. 73. - pp. 963. doi: 10.1016/j.canep.2021.101963.

46.   Barchuk A, Tursun-Zade R, Belayev A, Moore M, Komarov Y, Moshina N, Anttila A, Nevalainen J, Auvinen A, Ryzhov A, Znaor A. Comparabilidade e validade dos dados de registo de cancro no noroeste da Rússia // Ata Oncol. - 2021. - Vol. 60, №10. - pp. 1264-1271. doi: 10.1080/0284186X.2021.1967443.

47.   Bashar MA, Thakur JS, Budukh A. Avaliação da qualidade dos dados de quatro novos registos de cancro de base populacional (PBCR) em Chandigarh e Punjab, norte da Índia - um estudo de controlo

de qualidade // Asian Pac J Cancer Prev. - 2021. - Vol. 22, № 5. - pp. 1421-1433. doi: 10.31557/APJCP.2021.22.5.1421.

48.	Behera P, Patro BK. Registo de Cancro de Base Populacional da Índia - os Desafios e Oportunidades// Asian Pac J Cancer Prev. - 2018. - Vol. 19, № 10. - pp. 2885-2889. doi: 10.22034/APJCP.2018.19.10.2885.

49.	Bhatia A, Victora CG, Beckfield J, Budukh A, Krieger N. "Registries are not only a tool for data collection, they are for action": Cancer registration and gaps in data for health equity in six population-based registries in India // Int J Cancer. - 2021. Vol. 148, № 9. - pp. 2171-2183. doi: 10.1002/ijc.33391.

50.	Bierich R. A luta contra o cancro em Hamburgo. In: Gruneisen, F. /ed. Jahrbuch des Reichsausschusses fur Krebsbekamfung. - Leipzig. - 1991. - 47 p.

51.	Bray F, Colombet M, Mery L, Piñeros M, Znaor A, Zanetti R, Ferlay J. Incidência do cancro nos cinco continentes (IARC). - 2021.- Vol. XI.-#166. - 1543 p. Disponível em: https://publications.iarc.fr/597.

52.	Bray F, Ferlay J, Laversanne M, Brewster DH, Gombe Mbalawa C, Kohler B, Piñeros M, Steliarova-Foucher E, Swaminathan R, Antoni S, Soerjomataram I, Forman D. Cancer Incidence in Five Continents: Inclusion criteria, highlights from Volume X and the global status of cancer registration. Int J Cancer. 2015 Nov 1;137(9). - 2060 p. doi: 10.1002/ijc.29670. PMID: 26135522.

53.	Bray F, Parkin DM. Evaluation of data quality in the cancer registry: principles and methods. Parte I: comparabilidade, validade e atualidade // Eur J Cancer. - 2009. - Vol. 45, № 5. - pp. 747-55. doi: 10.1016/j.ejca.2008.11.032.

54.	Bray F, Znaor A, Cueva P, Korir A, Swaminathan R, Ullrich A, Wang SA, Parkin DM. Planning and Developing Population-Based Cancer Registration in Low- or Middle-Income Settings (Planeamento e desenvolvimento do registo do cancro de base populacional em contextos de baixo ou médio rendimento). - Lyon. - 2014. - 46 p. PMID: 33502836.

55. Bray F., Jemal A., Grey N. , Ferlay J., Forman D. Global cancer transitions according to the human development index (2008-2030): a population-based study // The Lancet oncology. - 2012. Vol. 13, № 8. - pp. 790-801.

56. Estratégia de controlo do cancro para a Polónia 2015-2024 Recurso Internet: https://www.iccp-portal.org/system/files/plans/Cancer%20Plan%20Poland.pdf

57. Cancro na Europa / Editado por Jemal A., Vineis P., Bray F., Torre L., D. Forman // O Atlas do Cancro. - 2.ª ed. - 2014. - pp. 56-57.

58. Registo de Cancro: Princípios e Métodos / Editado por O.M. Jensen, D.M. Parkin, R. MacLennan, C.S. MuirandR.G. Skeet // Publicações Científicas do IARC n.º 95. - Lyon: IARC, 1991. - pp. 296.

59. Carmen Martos, Emanuele Crocetti (Coordenadora), Otto Visser, Brian Rous, Francesco Giusti e o Grupo de Trabalho dos Controlos de Qualidade dos Dados sobre o Cancro, A proposal on cancer data quality checks: one common procedure for European cancer registries - version 1.1, EUR 29089 EN, Serviço das Publicações da União Europeia, Luxemburgo - 2018. - 99 p. doi:10.2760/429053

60. Charlton M, Schlichting J, Chioreso C, Ward M, Vikas P. Challenges of Rural Cancer Care in the United States (Desafios dos cuidados oncológicos rurais nos Estados Unidos). // Oncologia (Williston Park). - 2015. - Vol. 9. - pp. 633-640

61. Clemmesen, J. Estudos estatísticos sobre a etiologia das neoplasias malignas. // ActaPathol. Microbiol. Scand. - 1965. - 1. - Suppl.174

62. de Martel C, Georges D, Bray F, Ferlay J, Clifford GM. Carga global de cancro atribuível a infecções em 2018: uma análise de

incidência mundial // Lancet Glob Health. - 2020. - Vol. 8, № 2. - pp. e180-e190.

63. Dickman P. W., Hakulinen T. Survival analysis . - Tallinn: Instituto de Medicina Experimental e Clínica de Tallinn, 2000. - 248 p.

64. Dickman P. W., Hakulinen T, Luostarinen T, Pukkala E, Sankila R, Söderman B, Teppo L. Survival of cancer patients in Finland 1955-1994 // Ata Oncol. - 1999. - Vol. 38. - pp. 1-10.

65. Dyba T, Randi G, Bray F, Martos C, Giusti F, Nicholson N, Gavin A, Flego M, Neamtiu L, Dimitrova N, Negrão Carvalho R, Ferlay J, Bettio M. A carga europeia de cancro em 2020: estimativas de incidência e mortalidade para 40 países e 25 cancros principais // Eur J Cancer. - 2021. - Vol. 157. - pp. 308-347. doi: 10.1016/j.ejca.2021.07.039.

66. Estève J, Benhamou E, Croasdale M, Raymond L. Sobrevivência relativa e a estimativa da sobrevivência líquida: elementos para discussão futura // Statistics in Medicine. - 1990. - Vol. 9, iss. 5. - pp. 529-538.

67. Faivre J, Bossard N, Jooste V; Grupo de Trabalho GRELL EUROCARE-5. Trends in net survival from colon cancer in six European Latin countries: results from the SUDCAN population-based study // Eur J Cancer Prev. - 2017. - Vol. 26. - pp. S40-S47. doi: 10.1097/CEJ.0000000000000293.

68. Ferlay J, Colombet M, Soerjomataram I, Dyba T, Randi G, Bettio M, Gavin A, Visser O, Bray F. Padrões de incidência e mortalidade por cancro na Europa: Estimativas para 40 países e 25 cancros principais em 2018 // Eur J Cancer. - 2018. - Vol. 103. - pp. 356-387. doi: 10.1016/j.ejca.2018.07.005

69. Ferlay J, Ervik M, Lam F, Colombet M, Mery L, Piñeros M, Znaor A, Soerjomataram I, Bray F (2020). Observatório Mundial do Cancro: O cancro hoje. Lyon, França: Agência Internacional de

Investigação sobre o Cancro. Recurso Internet: https://gco.iarc.fr/today, doi: 10.1002/ijc.33588. Epub ahead of print. PMID: 33818764

70. Perfis dos sistemas internacionais de cuidados de saúde. Recurso Internet: http://international.commonwealthfund.org/countries/germany/

71. Jönsson L, Sandin R, Ekman M, Ramsberg J, Charbonneau C, Huang X, Jönsson B, Weinstein MC, Drummond M. Analysing overall survival in randomised controlled trials with crossover and implications for economic evaluation // Value Health. - 2014. - Vol. 17, № 6. - pp. 707-713. doi: 10.1016/j.jval.2014.06.006.

72. Keding, J. Annotation zur Krebsepidemiologie. Humburg. Arzteblatt. - 1973. - 27 p.

73. Kennaway E.L. Os dados relativos ao cancro nas publicações da Conservatória do Registo Geral // Br. J. Cancer. - 1950. - №4. - pp. 158-172.

74. Mariotto A, Capocaccia R, Verdecchia A, Micheli A, Feuer EJ, Pickle L, Clegg LX. Projeção das taxas de sobrevivência do cancro SEER para os EUA: uma abordagem de repressão ecológica // Cancer Causes Control. - 2020. - Vol. 13, № 2. - pp. 101-111.

75. Palmqvist C, Staf C, Mateoiu C, Johansson M, Albertsson P, Dahm-Kähler P. Aumento da sobrevivência relativa e livre de doença no cancro do ovário avançado após tratamento primário centralizado // Gynecol Oncol. - 2020. - Vol. 159, № 2. - pp. 409-417. doi: 10.1016/j.ygyno.2020.09.004.

76. Parkin D. M., Hakulinen T. Analysis of survival. Registo do cancro: princípios e métodos / ed.: O. M. Jensen. M. Jensen. - Lyon, França, 1991. - 296 p.

77. Parkin D.M, Bray F. Evaluation of data quality in the cancer registry: principles and methods Part II. Completude // Eur J Cancer. - 2009. - Vol. 45, № 5. - pp. 756-64. doi: 10.1016/j.ejca.2008.11.033.

78. Caminhos para a avaliação do desempenho do sistema de saúde. Um manual para efetuar a avaliação do desempenho do sistema de saúde a nível nacional ou subnacional. - Copengagen: Gabinete regional da OMS para a Europa. - 2018. - 86 p.

79. Plsek, P. E. Métodos de melhoria da qualidade em medicina clínica // Pediatria. - 1999. - Vol. 103, № 1. - pp. 203-214.

80. Precer A. S., Harding A. The economics of public and private roles in health care // The international bank for reconstruction and development. - Banco Mundial, 2016. - 25 p.

81. Ramseook-Munhurrun P., Lukea-Bhiwajee S. D., Naidoo P. Qualidade dos serviços no serviço público // Int. J. Manag. Market. Res. - 2010. - Vol. 3, № 1. - pp. 37-50.

82. Rechel B, Richardson E, McKee M. Trends in health systems in the former Soviet countries [Internet]. Copenhaga (Dinamarca): Observatório Europeu dos Sistemas e Políticas de Saúde; 2014. PMID: 28972708.

83. Reeves GK, Beral V, Bull D, Quinn M. Estimating relative survival among people registered with cancer in England and Wales // Br J Cancer. - 1999. - Vol. 79, № 1. - pp. 18-22. doi: 10.1038/sj.bjc.6690005.

84. Rezaianzadeh A, Jalali M, Maghsoudi A, Mokhtari AM, Azgomi SH, Dehghani SL. The overall 5-year survival rate of breast cancer among Iranian women: A systematic review and meta-analysis of published studies. // Breast Dis. - 2017, iss. 37 (2). - pp. 63-68. doi: 10.3233/BD-160244. PMID: 28655117.

85.   Rozhavskiĭ LA. As questões demográficas médicas do Oblast de Leningradskaya // Probl Sotsialnoi Gig Zdravookhranenniiai Istor Med. - 2008 Jan-Fev. - pp. 5-8. PMID: 18649686.

86.   Ryzhov A, Corbex M, Piñeros M, Barchuk A, Andreasyan D, Djanklich S, Ghervas V, Gretsova O, Kaidarova D, Kazanjan K, Mardanli F, Michailovich Y, Ten E, Yaumenenka A, Bray F, Znaor A. Comparação das distribuições dos estádios do cancro da mama e do cancro do colo do útero em dez estados recentemente independentes da antiga União Soviética: um estudo de base populacional // Lancet Oncol. - 2021, Vol. 22. - pp. 361-369. doi: 10.1016/S1470-2045(20)30674-4. Epub 2021 Feb 5. PMID: 33556324; PMCID: PMC8014987.

87.   Sabesan, S. Brennan, S. . Tele Oncologia para cuidados oncológicos na Austrália rural. In: Graschew, G. , Rakowsky, S. , editores. Telemedicine Techniques and Applications // London: IntechOpen. - 2011.   -   pp.   289-306.   Disponível   em: https://www.intechopen.com/chapters/16886 doi: 10.5772/17112.

88.   Sandin F. Análise e modelação da taxa de sobrevivência relativa de pacientes diagnosticados com melanoma maligno. Departamento de Matemática da Universidade de Uppsala. - 2008. - 39 p.

89.   Schinz H.R.. Kleine Internationale Krebskonferenzvom 2-6 de setembro de 1946 em Kopenhagen. Schweiz. Med. Wochenschr. 2016. - 76 p.

90.   Shaw C. A avaliação externa dos serviços de saúde // World Hosp. Health Serv. - 2004. - Vol. 40, № 1. - pp. 24-27.

91.   Sieveking G.H.. Das Krebs problem in deroffentlichen Gesundhietsfursorge. // Z. Gesamtwerwalt. Gesamtfursorge. - 2017. - №1. - pp. 23-30.

92. Sieveking G.H.. Die Hamburger Krebskranken fur rsorgeim Vergleichmitgleichyartigen in- und auslandischen Einrichtungen // Bull. Schweiz. Ver. Krebsbekampf. - 2018. - Vol.2. - pp. 115-123.

93. Sieveking G.H.. Die Hamburger Krebskrankenfurrsorge 1927-1932 // Z. Gesamtwerwalt. Gesamtfursorge. - 2019. - №4. - pp 241-247.

94. Sieveking G.H. Hamburgs Krebskranken furrsorge 1927-1939 // Mschr. Krebsbekampf. - 2020. - №4. - pp. 49-52.

95. Sigurdardottir LG, Jonasson JG, Stefansdottir S, Jonsdottir A, Olafsdottir GH, Olafsdottir EJ, Tryggvadottir L. Data quality at the Icelandic Cancer Registry: comparability, validity, timeliness and completeness. // Ata Oncol. - 2012 Sep, - Vol 51(7). - pp. 880-900. doi: 10.3109/0284186X.2012.698751. PMID: 22974093.

96. Silva S. Epidemiologia do cancro: princípios e métodos. - IARC, Lyon, França. - 1999. - 442 p.

97. Stocks P. Registo do cancro e estudos de incidência por inquéritos. // Bull. World Health Org. - 1959. - №20. - pp. 697-715.

98. Storm HH, Michelsen EV, Clemmensen IH, Pihl J. O Registo Dinamarquês do Cancro - história, conteúdo, qualidade e utilização. Dan Med Bull. - 1997 Nov. - Vol.44(5).- 535 p. PMID: 9408738.

99. Tang H, Jiang X, Lou J, Chen T. Metodologia para avaliação da sobrevivência de doentes com cancro utilizando dados de registo de cancro de base populacional // Zhejiang Da Xue Xue Bao Yi Xue Ban. - 2018 Jan 25.- 47(1).- pp. 104-109. Chinês. doi: 10.3785/j.issn.1008-9292.2018.02.15. PMID: 30146819.

100. A estratégia canadiana de controlo do cancro: um plano de luta contra o cancro para o Canadá - recurso em linha: https://www.partnershipagainstcancer.ca/wp-

content/uploads/2017/09/canadian-strategy-for-cancer-control-a-cancer-plan-for-canada.pdf

101. Thoburn KK, German RR, Lewis M, Nichols PJ, Ahmed F, Jackson-Thompson J. Integralidade dos casos e exatidão dos dados no Programa Nacional de Registos Oncológicos dos Centros de Controlo e Prevenção de Doenças. // Cancro. - 2007 Apr 15.- iss 109(8).- pp.1607-1616. doi: 10.1002/cncr.22566. PMID: 17343277.

102. Torre LA, Siegel RL, Ward EM, Jemal A. Global Cancer Incidence and Mortality Rates and Trends--An Update // Cancer Epidemiol Biomarkers Prev. - 2016 Jan.- Vol.25.- No.1.- pp.16-27. doi: 10.1158/1055-9965.EPI-15-0578. Epub 2015 Dez 14. PMID: 26667886.

103. Vaktskjold A, Lebedintseva JA, Korotov DS, Tkatsjov AV, Podjakova TS, Lund E. Cancer incidence in Arkhangelskaja Oblast in northwestern Russia. O Registo de Cancro de Arkhangelsk. BMC Cancer. - 2005 Jul 19.- Vol.5.- 82 p. doi: 10.1186/1471-2407-5-82. PMID: 16029510; PMCID: PMC1181809.

104. Wagner, G. Registo do cancro: aspectos históricos. Em: Parkin, D.M., Wagner, G. e Muir. C.S. eds., The Role of the Cancer Control. -Publicações Científicas do IARC. - 1985 (66) .- 12 p.

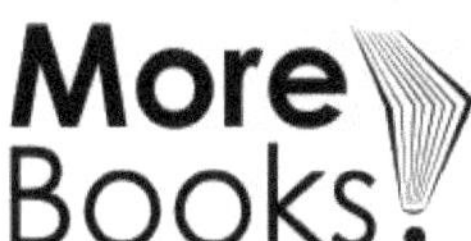

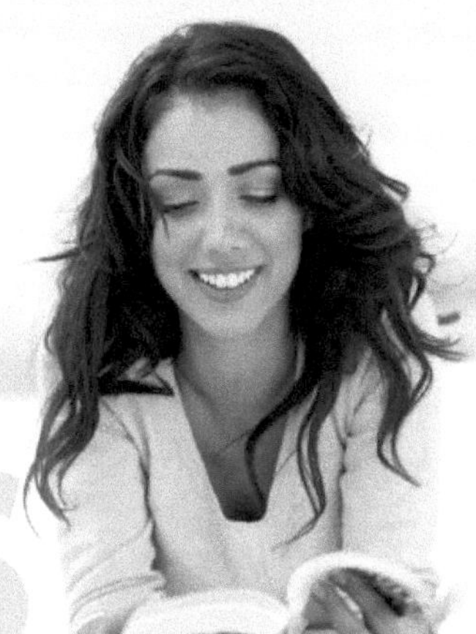

yes

I want morebooks!

Buy your books fast and straightforward online - at one of world's fastest growing online book stores! Environmentally sound due to Print-on-Demand technologies.

Buy your books online at
www.morebooks.shop

Compre os seus livros mais rápido e diretamente na internet, em uma das livrarias on-line com o maior crescimento no mundo! Produção que protege o meio ambiente através das tecnologias de impressão sob demanda.

Compre os seus livros on-line em
www.morebooks.shop

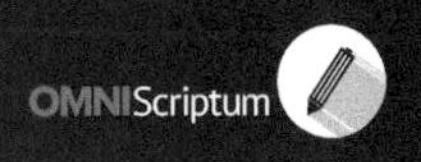

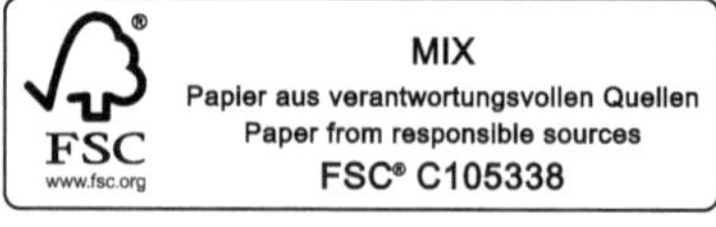

Printed by Books on Demand GmbH, Norderstedt / Germany